ÉTUDE

HISTORIQUE, CHIMIQUE ET PHARMACOLOGIQUE

DES

PRINCIPALES PRÉPARATIONS ORGANOTHÉRAPIQUES

PAR

ERNEST LÉPINOIS

Prix Lebeault, Prix Laillet, Médaille d'or (3e année)
Ancien interne en pharmacie des Hôpitaux de Paris
Pharmacien de 1re classe
Docteur de l'Université de Paris (Pharmacie)

PARIS
7, RUE DE LA FEUILLADE, 7
CHEZ L'AUTEUR

1899

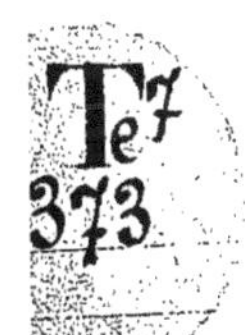

ÉTUDE

HISTORIQUE, CHIMIQUE ET PHARMACOLOGIQUE

DES

PRINCIPALES PRÉPARATIONS ORGANOTHÉRAPIQUES

COULOMMIERS
Imprimerie PAUL BRODARD.

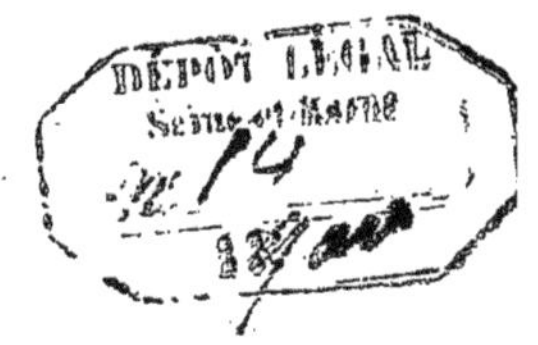

ÉTUDE

HISTORIQUE, CHIMIQUE ET PHARMACOLOGIQUE

DES

PRINCIPALES PRÉPARATIONS ORGANOTHÉRAPIQUES

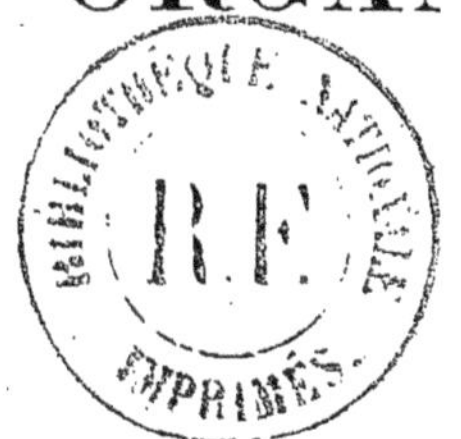

PAR

ERNEST LÉPINOIS

Prix Lebeault, Prix Laillet, Médaille d'or (3e année)
Ancien interne en pharmacie des Hôpitaux de Paris
Pharmacien de 1re classe
Docteur de l'Université de Paris (Pharmacie)

PARIS

7, RUE DE LA FEUILLADE, 7

CHEZ L'AUTEUR

—

1899

A

MONSIEUR LE PROFESSEUR BOURQUELOT

MEMBRE DE L'ACADÉMIE DE MÉDECINE

PHARMACIEN EN CHEF DES HOPITAUX DE PARIS

A MA FEMME

A MES PARENTS

ET

A MES AMIS

INTRODUCTION

L'emploi des tissus animaux en thérapeutique, vanté déjà par les anciens, était tombé en désuétude dès le xviiie siècle, lorsque les découvertes de Brown-Séquard, dont les principales datent de 1888, vinrent tirer cette méthode de l'oubli en la rétablissant sur des bases vraiment scientifiques.

Depuis on a essayé, non sans succès, à peu près tous les organes dans le but de fournir à l'économie les principes utiles qui peuvent lui faire défaut; c'est ce que l'on appelle l'opothérapie ou organothérapie.

La méthode ayant donné des résultats encourageants et pleins de promesses pour l'avenir, il m'a paru intéressant de rassembler sur elle les connaissances se rapportant à la chimie et à la pharmacie, en y joignant l'exposé de mes propres recherches.

Ayant surtout en vue l'examen des formes pharmaceutiques administrables par la voie stomacale, j'ai laissé de côté toutes les autres, comme la greffe et les produits injectables; d'ailleurs ces derniers servent de moins en moins depuis qu'il a été reconnu que les propriétés spécifiques des glandes ne sont ni détruites ni sensiblement influencées par les sucs digestifs.

Pour être absolument complète, une recherche de ce

genre devrait embrasser les différentes parties du corps des animaux, presque toutes ayant été utilisées, mais mon but était plus modeste, et afin de pouvoir faire une étude approfondie de chaque organe, je n'ai retenu que les principaux : c'est-à-dire la glande thyroïde, le pancréas, le foie, la rate, les ovaires, les reins et les capsules surrénales.

L'exposé de ce travail peut être divisé en quatre parties :

1re partie : *Histoire de la thérapeutique des organes depuis l'antiquité jusqu'au* XIXe *siècle.*

2e partie : *Analyse chimique des glandes.*

3e partie : *Recherche et étude des ferments qu'elles contiennent.*

4e partie : *Pharmacologie.*

Avant d'entrer dans le corps de mon sujet, j'adresse à mes maîtres l'expression de ma plus profonde reconnaissance; car si ce travail a quelque mérite, je dois en attribuer tout l'honneur à ceux qui m'ont guidé.

Ma plus vive gratitude est acquise à M. le professeur Bourquelot, qui a bien voulu m'accueillir dans son laboratoire; je me rappellerai toujours que ses travaux et ses conseils m'ont été d'un grand secours pour ces recherches. Qu'il me permette de lui dédier cette thèse comme un hommage qui lui est dû.

Je ne saurais oublier M. le docteur Dorveaux, bibliothécaire de l'École de pharmacie de Paris, qui, pour la partie historique, a mis sans réserve à ma disposition sa vaste érudition et les richesses de sa bibliothèque.

ÉTUDE
HISTORIQUE, CHIMIQUE ET PHARMACOLOGIQUE
DES
PRINCIPALES PRÉPARATIONS ORGANOTHÉRAPIQUES

PREMIÈRE PARTIE

Histoire de l'Organothérapie depuis l'antiquité jusqu'au XIXe siècle.

On ne doit pas accueillir avec trop de dédain cette sorte d'exhumation de la matière médicale de l'antiquité, car on y trouve plus d'une fois l'idée première de beaucoup de médicaments encore usités de nos jours, leur étymologie, leur classification, et si l'on y reconnaît un certain nombre d'agents que les connaissances modernes ont sans doute perfectionnés, on y remarque aussi quelquefois des moyens ingénieux que la science actuelle a peut-être eu tort de laisser dans un complet oubli.

Soit que l'on considère le concours apporté à la médecine par l'usage des médicaments purement chimiques, soit que l'on mette en ligne les médicaments galéniques ou les produits animaux, il est certain que, dans tous les cas, il faut évidemment s'attendre à rencontrer dans les écrits des anciens pharmacologistes, avec la réalité, une part importante de superstition et un côté mystérieux concernant la préparation et surtout les vertus de leurs médicaments. Certains historiens ont voulu attribuer à Pline le naturaliste la paternité de cette superstition légendaire, mais on peut remonter beaucoup plus loin, car il est connu de tous que les manipulateurs de l'antique Égypte et de Babylone appelaient à leur secours les puissances divines évoquées par des formules magiques.

Avant de retracer l'histoire de l'organothérapie ayant précédé Brown-Séquard, il faut faire des réserves et indiquer quelles seront les limites de notre étude. L'emploi de tous les organes paraît bien avoir été pressenti par les anciens, mais les connaissances incomplètes qu'ils possédaient en anatomie ne leur ont pas permis d'essayer certaines glandes telles que le pancréas, les capsules surrénales, le thymus et le corps thyroïde. Nous ne leur verrons donc utiliser que les testicules, les ovaires, le placenta, le cerveau, la moelle et les graisses, le foie, la rate, le poumon, le cœur et quelques autres qui ne paraissent pas avoir été employées de nos jours; comme l'intestin, la vessie et surtout le sang, dont les anciens pharmacologistes parlent longuement, ce qui prouve qu'à leur époque ce dernier produit était fort en usage. Aujourd'hui le sérum et l'hémoglobine en tiennent lieu.

Pour faciliter l'exposition, j'ai divisé cet historique en quatre périodes principales : la première, gréco-latine; la seconde comprenant le moyen âge; la troisième la Renaissance et la quatrième les XVIIe, XVIIIe et XIXe siècles, et pour chacune d'elles l'ordre chronologique a été suivi.

I

Période gréco-latine.

Si on laisse les temps héroïques et fabuleux pour entrer dans le domaine de l'histoire, on trouve peu de chose intéressant notre sujet dans la thérapeutique d'Hippocrate (460 av. J.-C.) et de son école; celui qui eut l'honneur d'arracher la médecine des sanctuaires n'employait guère que des simples tirés du règne végétal. Bien qu'on trouve cités, dans la liste des drogues auxquelles il avait recours, l'arrière-faix d'une femme (placenta), la corne de cerf, le fiel de bœuf, le foie de taureau, le poumon de veau marin, l'usage qu'il en faisait semble avoir été très restreint.

Il faut arriver jusqu'à l'École d'Alexandrie, reliant la période grecque à la période romaine, pour trouver dans la matière médicale de l'époque les animaux entiers et leurs parties. Erasistrate (305 à 280 av. J.-C.), l'un des maîtres de l'École empirique, paraît être le premier qui ait employé le castoreum. Cœlius Aurelianus raconte que Sérapion (290-260 av. J.-C.), médecin alexandrin, essaya contre l'épilepsie la cervelle et le fiel de chameau, le cœur et les reins du lièvre, le sang de tortue, les testicules de bélier, d'ours, de coq ou de sanglier. On trouve dans Nicandre (150-120 av. J.-C.), l'un des derniers représentants de cette école, auteur des deux poèmes intitulés les *Thériaques* et les *Alexipharmaques*, que le meilleur antidote de la cantharide était une cervelle de porc ou d'agneau délayée dans une décoction de graine de lin.

Les idées médicales de la Grèce furent acceptées difficilement chez les Latins; toutefois, les médecins grecs qui vinrent à Rome y introduisirent certainement la médication organique. Celse (40 av. J.-C.) raconte que certains malades atteints du mal comitial se sont délivrés de cette affection en buvant du sang chaud d'un gladiateur qui venait d'être égorgé et se sont rendu supportable par ce remède affreux un mal plus affreux encore (liv. III, chap. XXIII).

Dans l'hépatite (liv. IV, chap. VIII) il indique le foie de pigeon frais et cru comme convenable contre cette maladie.

Plus loin (chap. IX) il recommande de manger de la rate de bœuf contre les tumeurs ou gonflements du même organe.

Musa, affranchi d'Auguste, admit dans la thérapeutique de son temps l'emploi de la chair de vipère. Le venin de ce reptile avait déjà cicatrisé une blessure dont Mithridate n'avait pu se guérir par d'autres moyens. Bien que la vipère sorte un peu du cadre de notre sujet, il est bon de rappeler qu'elle contribua au long triomphe de la fameuse thériaque d'Andromaque. Cet amas monstrueux de toutes sortes de drogues faisait l'admiration de Bordeu, qui l'a proclamé le chef-d'œuvre et le triomphe de l'empirisme. Adoptée par les Arabes, qui la perfectionnèrent en multipliant ses ingrédients, elle a régné sur le moyen âge, elle a traversé les siècles et n'a même pas encore disparu de nos pharmacopées. Plus tard, l'Orviétan, et en particulier celui d'Hoffmann (Orvietanum præstantius), préconisé en France par Lémery, dut également une partie de sa vogue à la poudre de vipère qu'il contenait. Ajoutons que les recherches du fameux roi de Pont sur les antidotes, dont il exaltait les propriétés antitoxiques par l'addition du sang de canard, le font regarder par certains écrivains comme étant le véritable inventeur de la sérumthérapie.

En continuant l'ordre des auteurs, nous voyons Xénocrate d'Aphrodisée, qui vivait sous Néron, rassembler beaucoup de traditions fabuleuses et vanter l'activité d'une foule de médicaments hétéroclites, tels que le sang de chauves-souris, les intestins d'hippopotame et d'éléphant, la chair du basilic, le sang menstruel, la cervelle et le foie de l'homme.

Mais c'est surtout au commencement de l'ère chrétienne que l'organothérapie devint florissante. L'an LXV environ, Dioscoride d'Anazarbe publiait sur la matière médicale son premier ouvrage divisé en cinq livres; le second traite particulièrement des animaux et de leur emploi en médecine. A côté de détails plus ou moins exacts et empreints d'une crédulité souvent puérile, on y trouve relevées quelques considérations intéressantes concernant l'utilité thérapeutique des principaux viscères.

Dans le second chapitre, l'auteur raconte à propos du hérisson, que son foie, desséché dans un pot exposé au soleil, peut être pris en breuvage avec du vinaigre et du miel pour soulager et guérir les maladies des reins, l'hydropisie, les convulsions, la ladrerie; il est indiqué également à ceux qui sont mal disposés de tout le corps et chez lesquels la nourriture ne profite pas.

Au chapitre XVIII, il signale la cervelle du lièvre terrestre comme étant bonne à manger rôtie, pour les tremblements des membres causés par certaines maladies, elle facilitait aussi la dentition des enfants si on leur en frottait les gencives. La présure du même animal (coagulum leporis) arrêtait le flux du ventre; elle était employée avec autant de succès contre l'épilepsie et servait enfin de contrepoison, surtout pour le lait caillé dans l'estomac. Dans ce cas elle devait agir comme la pepsine en produisant la digestion de la caséine.

Dans le xxxviie chapitre, Dioscoride parle des poumons; ceux du pourceau, de l'agneau, de l'ours mis sur les blessures ou écorchures les gardaient de toute inflammation.

Celui du renard, pris en breuvage après dessiccation, était considéré comme très profitable à ceux qui ne peuvent avoir leur haleine à leur aise.

Le chapitre suivant traite des foies qui, à cette époque, jouissaient d'une réputation non moins grande; parmi eux, celui de l'âne était bon à manger rôti pour la guérison du haut-mal. Quant à la liqueur qui s'écoulait du foie d'une chèvre pendant qu'on le rôtissait, elle servait à oindre les yeux de ceux qui n'y voyaient guère clair. Le foie d'un sanglier frais séché, pilé et bu avec du vin, était efficace contre les morsures des serpents. Celui d'un chien enragé, rôti et mangé par ceux qui avaient été mordus, les garantissait de la peur de l'eau. Enfin le foie du loup était un remède souverain contre les flux hépatiques et l'hydropisie. Pour exciter au coït on conseillait à cette époque de manger crus ou desséchés les testicules de plusieurs animaux tels que le chien et le loup.

Pline, qui fut contemporain de Dioscoride, appartient également à la lignée des plus savants compilateurs de l'antiquité; son histoire naturelle embrasse toutes les connaissances de son temps et constitue proprement une vaste encyclopédie de l'époque. La partie qui traite de la matière médicale comprend les substances tirées du règne végétal et celles qui sont empruntées aux animaux. Ces derniers commencent au XXVIIIe livre; l'auteur cite une soixantaine de médicaments fournis par la tortue et un nombre à peu près égal provenant du castor. Il place parmi les préparations de cet ordre le garum [1], préparé avec les intestins d'anchois, sorte d'assaison-

1. Voir la *Physiologie du goût* de Brillat-Savarin.

nement alors très recherché. Comme aphrodisiaques, Pline cite les testicules d'âne, de cerf, de lièvre et d'hyène. Contre l'épilepsie, il recommande le cerveau humain, la moelle épinière et la cervelle du chameau ; enfin les parties sexuelles de l'hyène femelle étaient regardées par lui comme aphrodisiaques pour les femmes. Les fièvres paludéennes étaient traitées par le foie de lion, de léopard, d'hyène ou de loup. On retrouve vantés la rate, le cœur et les poumons ; pour ces derniers on préférait le renard ou le cerf. Pline parle également de l'emploi des rognons du lièvre contre les maux de reins. Il rapporte en même temps des faits apocryphes ou fabuleux et une multitude de recettes compliquées aux propriétés douteuses. L'auteur a enregistré tout sans contrôle, sans cependant dissimuler son peu de confiance dans l'emploi de tels moyens. Il blâme même les abus de son temps, regrette la pharmacie primitive et vante l'efficacité des simples tirés des végétaux qui se trouvent répandus autour de nous.

Galien (131 à 201) termine cette période brillante de six siècles commencée avec Hippocrate et au delà de laquelle s'ouvrira bientôt une nouvelle époque pour l'histoire médicale — celle qui comprend la pharmacie des Arabes. — Mais il a, lui aussi, compilé ; on ne peut donc s'attendre à trouver dans ses écrits aucune originalité en ce qui concerne surtout la matière médicale des animaux. Il se contente le plus souvent de rééditer les croyances de ses devanciers sur le sujet. C'est ainsi qu'il préconise les médications hépatiques et spléniques dans les engorgements de ces viscères et dans les fièvres ; toutefois, à la lecture de ses œuvres, on sent d'une manière évidente qu'il n'a pas beaucoup essayé ces produits souvent bizarres auxquels il ne paraît accorder qu'une médiocre importance.

Après Galien, la médecine ancienne semble épuisée, elle ne produit plus que des praticiens et surtout des compilateurs vivant sur le passé. On les voit apparaître vers le IIIe siècle et prolonger leur règne jusqu'à l'extrême décadence.

Le plus célèbre, Oribase (IVe siècle), médecin et ami de l'empereur Julien, continue l'emploi de la médication organique qu'il emprunte surtout à Dioscoride. Parmi les auteurs latins qui ont écrit vers la fin du IVe siècle ou au Ve, et qui sont les véritables intermédiaires entre les Grecs et les Néolatins, se trouve Sextus Placitus Papyriensis, connu également sous le nom de Sextus Philosophus Platonicus, auteur d'un livre sur les médicaments animaux. Bien que ce petit traité ne constitue pas une œuvre originale, j'ai cependant cru devoir le citer parce que, avec les écrits de Pline, il paraît avoir donné le ton à la plupart des réceptaires du moyen âge. Sextus passe en revue les principaux animaux quadrupèdes ou oiseaux et signale pour chacun d'eux les organes utiles et les maladies auxquelles ils sont applicables. Presque toute la médication organique s'y trouve copieusement représentée.

C'est ainsi que les testicules de cerf, de renard et de coq, desséchés et pris en breuvage, sont ordonnés pour exciter au coït. La vulve des femelles, desséchée et pulvérisée, avait la réputation de donner plus de vigueur aux femmes.

Les poumons étaient utilisés non seulement dans les affections des voies respiratoires, mais encore dans les douleurs de la rate et extérieurement dans certaines maladies des yeux.

Les cerveaux du lièvre et du renard étaient administrés dans le cas de faiblesse ou d'incontinence d'urine. On avait également recours à la médication rénale elle-même pour faciliter l'expulsion des calculs ou pour soulager les douleurs des reins. Enfin le cœur était réputé efficace contre la fièvre quarte, l'épilepsie, les douleurs et les hémorrhagies utérines.

Aux ve, vi[e] et viie siècles, apparaissent Aëtius, Alexandre de Tralles et Paul d'Égine, tous copient la science antique mais avec moins d'autorité que Galien. Après eux et jusqu'au temps des Arabes, il faut constater dans l'histoire des sciences médicales et pharmaceutiques une époque conservatrice au cours de laquelle la médecine confondue avec la magie et l'astrologie n'était bien souvent exercée que par des charlatans. L'empirisme brut avait rejeté toute théorie, la superstition reprenait du terrain et les remèdes n'agissaient plus qu'à l'aide d'incantations, d'amulettes et de charmes.

II

Arabes et moyen âge.

Mais pendant que le monde chrétien souffrait de cette langueur générale et que les barbares ravageaient le territoire, la médecine et la pharmacie florissaient chez les Musulmans; du VIIe au XIVe siècle les Arabes cultivèrent l'histoire naturelle qui se rattache à la préparation des médicaments. Au contact des Nestoriens exilés ils s'assimilèrent les connaissances de l'antiquité et traduisirent dans leur langue les principaux auteurs, surtout Hippocrate, Galien et Dioscoride.

Quoiqu'il soit de mode aujourd'hui d'exalter les Arabes comme les sauveurs de la civilisation durant la longue éclipse du moyen âge, il ne faudrait pas croire cependant que leurs écoles furent des foyers lumineux et rayonnants; ils vécurent intellectuellement de ce qu'ils reçurent des Alexandrins et des Byzantins. Ce ne fut qu'assez tard qu'ils puisèrent à la source même : les premières traductions arabes des auteurs grecs furent faites sur les traductions syriaques. Parmi les acquisitions utiles, on leur doit les purgatifs végétaux, tels que la casse, la manne, le séné, la pulpe de tamarin, les compositions sucrées, beaucoup d'aromates et d'épices. L'alchimie, qu'ils cultivèrent avec succès, produisit entre leurs mains l'alcool, le sublimé corrosif et les eaux distillées. Quant aux préparations extraites du règne animal, elles ne représentent souvent qu'une pâle complication de leurs devanciers.

Au VIIIe siècle on voit apparaître Jean, fils de Mésué, ou encore Mésué l'Ancien; certains ouvrages qui nous sont parvenus lui ont été attribués; mais il y a lieu peut-être d'en reporter la paternité sur son homonyme; le doute est tout au moins permis à ce sujet. Le Dr L. Leclerc suppose même que le second aurait repris en sous-œuvre les travaux de Mésué l'Ancien pour les publier sous son nom. Quoi qu'il en soit, Mésué le Jeune était chrétien jacobite né à Mardin. Il fit à Bagdad des études de philosophie et de médecine dont Avicenne était la base. Il mourut en l'an 1015, à l'âge de quatre-vingt-dix ans environ. Léon l'Africain se borne à dire que ce Mésué écrivit sur la préparation des médicaments composés. Telle est bien la nature des écrits qui sont arrivés jusqu'à nous, mais seulement en traduction latine.

Sa science lui valut le titre de père de la pharmacie et son autorité a régné sans conteste sur les apothicaires jusqu'au XVIe et au XVIIIe siècle. Au XVIe, ses travaux ont été publiés avec l'Antidotaire Nicolas et quelques autres productions dont nous parlerons plus loin.

Mésué le Jeune est ainsi désigné dans l'introduction de ses œuvres : *Joannes filius Mesue, filii Hamech, filii Heli, filii Abdela, regis Damasci.* Il traite des médicaments animaux et reprend surtout les médications orchitiques et pulmonaires. Beaucoup d'autres produits devaient être utilisés de son temps, car il nous donne une longue liste des drogues que l'apothicaire devait avoir dans sa boutique (*de omnibus rebus necessariis in quolibet aromatario*). On y relève 56 substances animales (*de superfluitatibus animalium*) dont les principales sont : la chair de lion, le foie et l'intestin du loup, la membrane interne de l'estomac des gallinacés, les présures et surtout celle du lièvre (*est melius omnibus aliis*), le fiel de taureau, de tortue, la vessie du cerf, le sang du bouc et de la colombe, les testicules du bélier. C'est à propos de la médication pulmonaire qu'il a donné la formule du looch au poumon de renard employé pendant tout le moyen âge et même jusqu'au XVIIe siècle.

On a réuni également aux œuvres de Mésué, le *liber servitoris*, ou préparation des simples, qui est attribué à Abulcasis (Xe siècle), auteur d'un traité de chirurgie. Ce livre fut traduit en latin vers la fin du XIIIe siècle par le juif Abraham et Simon de Gênes. L'édition imprimée, datant de 1471, porte le titre suivant : *liber servitoris,* liber XXVIII, *Buchasi Benaberaserin translatus a Simæ januense interprete Abraã judeo tortuosiesi.* Dans ce traité l'auteur divise les médicaments simples en trois classes, suivant leur origine minérale, végétale ou animale. Il donne les méthodes applicables à la récolte, à la préparation et à la conservation des médicaments retirés du règne animal, tels que les cervelles des oiseaux (*quæ administrantur in medicinis coitus*), le fiel de divers quadrupèdes ou des oiseaux, le caillé de tous les animaux et leur sang. Il décrit en particulier ce qui concerne la préparation du sang de la tortue aquatique. Prendre, dit-il, une tortue, la placer renversée sur le dos et dans un plat, lui couper rapidement la tête, recueillir le sang, quand celui-ci sera coagulé dans le plat, le placer sur un crible ou un morceau de lin et le faire sécher au soleil; il était utilisé en breuvage avec du vinaigre contre les morsures de serpent.

Au XIIe siècle apparaissent Avenzoar, Averrhoes, Ibn-el-Beïthar. Ce dernier surtout, qui naquit vers 1197, eut une certaine notoriété à cause de son érudition et de son savoir. Il composa un traité des simples dans lequel il résume, sur les végétaux, les minéraux et les animaux, les connaissances de Dioscoride, de Galien, d'Avicenne et plusieurs autres. Pour ne pas revenir sur des faits déjà rapportés, je ne donnerai ici que les citations extraites des auteurs arabes.

Avicenne attribuait au sang du bouc desséché la propriété de dissoudre les calculs des reins; le meilleur moment pour le recueillir, dit-il, est l'époque où les raisins commencent à prendre de la couleur. Il donne sur la façon de le préparer les détails suivants : Choisissez une marmite neuve, lavez-la bien de manière à la débarrasser de tout vestige de cendre ou de sel et si vous avez un poêlon, cela vaut mieux encore. Saignez un bouc de quatre ans sur cette marmite, laissez couler le sang au début et à la fin, ne recueillez que celui du milieu et laissez-le cailler. Coupez-le ensuite en petits morceaux que vous placez sur un filet ou un linge propre, exposez-le au soleil et à l'air libre protégé par de la soie contre les poussières, laissez-le jusqu'à ce qu'il soit bien desséché dans un endroit parfaitement sec et conservez ces tablettes. Vous en administrerez à l'occasion une cuillerée dans du vin doux au moment de la sédation des douleurs, ou bien avec une décoction de persil, et vous en verrez merveille.

Le même auteur prétend que l'huile dans laquelle on a fait bouillir un renard vivant ou mort, de quelque manière qu'on l'emploie, est avantageuse contre les nodosités qui accompagnent les affections articulaires. Cette croyance a été d'assez longue durée, car les formulaires du XVIIIe siècle mentionnent encore l'huile de renard et la vantent comme efficace dans un grand nombre de maladies.

Le Chérif considérait le poumon de chameau comme un remède éprouvé contre le lentigo. La perdrix lui fournissait également des produits dont les praticiens de son temps ne comptaient plus les succès ; le cerveau était donné dans du vin aux individus affectés d'ictère ; le foie était administré dans les cas d'épilepsie ; enfin le fiel du même volatile s'employait comme collyre contre les obscurcissements et les nuages de l'œil ; mélangé au miel et à l'huile douce il guérissait la cataracte commençante. Il faut voir là sans doute une réminiscence de la légende biblique concernant la guérison de Tobie.

Le même auteur soignait les taies de l'œil avec le sang de l'hyène ; en y ajoutant la graisse il composait un cosmétique pour la peau et le teint, tandis que le fiel du même animal était administré contre le délire.

Tabéry délayait la présure du lièvre avec de l'eau et l'appliquait sur les narines pour arrêter les épistaxis.

L'influence des Arabes se poursuivit longtemps encore après Ibn-el-Beïthar, l'arabisme prit en effet le dessus vers le XIIIe siècle et triomphait partout au XIVe. Constantin l'Africain, qui florissait au XIe siècle, contribua beaucoup à répandre leurs doctrines, qu'il introduisit sans doute l'un des premiers à Salerne, dont il fut le véritable fondateur et aussi la plus grande gloire. Il composa plusieurs ouvrages sur la médecine, la pharmacie et en particulier sur les animaux et les médicaments qu'ils fournissaient à la matière médicale. Si ses traités manquent d'originalité, ils n'en constituent pas moins des compilations considérables et des résumés importants de toute la science médicale alors connue.

Après avoir été secrétaire en Sicile du Normand Pierre Guiscard, il mourut en 1087 sous l'habit des bénédictins du Mont-Cassin, où il s'était retiré.

L'École de Salerne possédait dès le XIe siècle une renommée considérable ; elle n'ignora pas l'organothérapie dont l'histoire peut être poursuivie dans les œuvres de l'un de ses doyens, Nicolas Præpositus, dit le Salernitain, qui aurait écrit au commencement du XIIe siècle.

Son *Antidotarium* fut traduit en français deux siècles plus tard et depuis cette époque jusqu'à l'apparition des pharmacopées officielles au XVIIe siècle, il fut, avec le *Dispensarium* du même auteur, le codex des apothicaires de tous les pays.

Il a été imprimé pour la première fois en 1471, ensuite on le réimprima seul ou avec la traduction latine des œuvres de Mesué, ainsi que nous l'avons déjà vu.

L'*Antidotaire* est un recueil de 140 formules applicables à diverses maladies, mais comme produit animal on ne trouve que la chair de lion, noyée dans un assez grand nombre d'autres drogues composant la formule n° 8 intitulée « Blanca ». A ce propos le commentaire de Platearius dit : *Blanca dicta est quoniam albos purgat humores, id est phlegmaticos*; plus loin il rappelle que la chair de lion fait de la chaleur, fortifie les nerfs à cause de sa ressemblance avec ceux-ci, comme le castoreum, elle vaut contre l'épilepsie.

Le second ouvrage ou *Dispensarium ad aromaticos*, dont la première édition imprimée date de 1505, contient plus de détails intéressant la thérapeutique des organes.

Le treizième chapitre est consacré tout entier à ce sujet, il traite d'abord des graisses, puis des substances dont tout apothicaire devait être pourvu ; le castoreum, la corne de cerf et de chèvre, les chairs du hérisson, du lion, du renard, du lièvre et sa présure, enfin les cervelles des oiseaux. Viennent ensuite des instructions sur le mode de préparation et de conservation de ces substances.

C'est ainsi que les chairs du hérisson et du lion devaient être lavées avec du vin chaud; après quoi on les faisait sécher et on conservait pour l'usage. Un moyen un peu différent est recommandé pour le lièvre; on devait faire sécher l'animal entier avec la peau et les os à l'exception des viscères. La chair du renard, dit-il, est rarement employée pour l'usage médicinal, mais on utilise le corps tout entier dans la confection de l'huile de renard.

Les présures seront prises sur l'animal aussitôt qu'il aura été tué, on y ajoutera du sel et on les suspendra au soleil pour les faire sécher. En ce qui concerne les cervelles il préconise la méthode indiquée déjà par les Arabes; elle consiste à les laver avec de l'eau froide jusqu'à ce qu'elles soient très blanches; généralement elles étaient ensuite mélangées à des jaunes d'œufs et à du miel, puis on chauffait le tout à un feu doux pour enlever l'humidité. Parfois on se contentait de placer les cervelles dans un double vase (bain-marie) que l'on portait sur le feu jusqu'à consistance épaisse, comme celle de la moelle, puis on le conservait ainsi dans un pot de terre.

Parmi les fiels utilisés à cette époque, on trouve le fiel du léopard, du bœuf, de l'aigle, du lièvre, du vautour, de la tortue et du bouc.

La vésicule biliaire recueillie sur des animaux jeunes était liée à son ouverture, placée dans un vase contenant de l'eau bouillante, pendant un temps tel qu'on puisse faire trois à quatre pas; ensuite elle était retirée de l'eau et placée dans un lieu ombragé non humide. Le poumon de renard devait être séparé de la trachée, puis séché après lavage.

On utilisait aussi le sang de divers animaux; celui du bouc était l'objet d'une préparation spéciale, qu'on pourrait appeler de nos jours physiologique. Dans ce but, l'animal, qui devait avoir quatre ans, ni plus ni moins, devait être nourri pendant un mois avec des herbes aromatiques (*foliis fœniculi, aut lauri, aut edere, aut amomi*) pour donner à son sang une bonne odeur et les propriétés recherchées.

Le prestige de Salerne fut maintenu par un autre Nicolas, surnommé Myrepsus, qui réunit toutes les formules connues à son époque. C'est à peu près dans le même temps que Platearius commentait les ouvrages de Præpositus.

Pendant cette période du moyen âge, les monastères eurent également entre leurs mains la garde des traditions scientifiques, les religieux cultivaient à la fois les travaux manuels et ceux de l'esprit, chaque couvent possédait un hôpital où la médecine et la pharmacie étaient exercées par les religieux eux-mêmes. Les médicaments animaux étaient toujours en honneur, car on en a retrouvé de longues listes dans les inventaires; le sang de divers animaux, le bézoard, les crapauds, les testicules, les poumons et beaucoup d'autres y figurent. D'ailleurs, à défaut de ces documents, il suffit, pour s'en convaincre, de parcourir les ouvrages d'Albert le Grand, qui vivait au commencement du XIIIe siècle. Ce moine dominicain, dont les cours eurent tant de succès à Paris, est l'auteur « *des secrets admirables de médecine avec la vertu et la propriété des plantes, animaux et minéraux* ». Il avance d'abord que tout être communique aux choses auxquelles on l'unit ses propriétés naturelles. C'est pourquoi il recommande les testicules de porc aux hommes impuissants et la matrice de lièvre aux femmes qui veulent concevoir.

Enfin, dans son traité de la *Vertu des animaux*, il met largement en pratique l'organothérapie, puisqu'il a recours à la cervelle du chameau, du lion et du lièvre contre l'épilepsie et la folie; aux rognons du hérisson, aux foies et aux poumons du loup et du renard, à l'os de cœur du cerf, etc.

Au XVe siècle l'*Ortus Sanitatis* (de Jean de Cuba, 1491), ou traité *de herbis et plantis, de animalibus et reptilibus, de avibus et volatilibus, de piscibus, etc.*, décrit à propos de chaque animal les propriétés attribuées aux diverses parties de son corps. Ce livre, plus curieux qu'instructif, est une simple compilation des Grecs et surtout des Arabes; aussi on y retrouve tout ce qui a déjà été indiqué précédemment. Les présures, les moelles, les poumons, les cœurs, les foies, les cervelles, les testicules y paraissent avec leurs merveilleuses propriétés. Le renard servait encore à préparer un certain nombre de médicaments utiles et efficaces dans beaucoup de maladies; les testicules en particulier étaient, sur l'autorité d'Avicenne, souverains contre les spasmes et mouvements tétaniques qui existent dans certaines affections nerveuses et surtout pour exciter à l'amour (*facit appetitum coitus*).

III

Renaissance (1515-1610).

Au XVIe siècle, l'influence des Arabes était considérablement amoindrie; les médecins en particulier s'émancipèrent du joug de leur autorité tyrannique lorsque les textes des anciens auteurs, rendus à la lumière, eurent montré qu'ils n'avaient été que des plagiaires, des copistes diffus et souvent infidèles. Le monde occidental fut donc mis de nouveau en rapport avec l'antiquité par des commentateurs érudits qui préparèrent la période de l'observation directe.

Au commencement du XVIe siècle, Symphorien Champier, dans un opuscule peu connu, le *Myrouel des Appothicaires et Pharmocopoles,* s'élevait déjà contre les abus de la secte arabique et mahométiste, laquelle a rempli, dit-il, les Latins et chrétiens de ses erreurs arabiques.

Mais Paracelse alla beaucoup plus loin dans cette voie, il s'insurgea contre les fidèles de la tradition et fut même plus révolutionnaire que réformateur.

On sait qu'il inaugura ses leçons à Bâle, l'année 1527, en brûlant, devant ses auditeurs émerveillés de tant d'audace, les écrits de Galien et d'Avicenne, l'Hippocrate arabe.

C'est lui qui protesta le premier contre le culte superstitieux des anciens, c'est encore lui qui ramena la médecine à l'observation, à l'expérimentation et aux recherches personnelles. Il révolutionna également la pharmacie en composant avec soin les remèdes retirés des plantes et en créant la pharmacie minérale avec les principales compositions qui ont pour base le fer, le soufre et le mercure. A la vieille thérapeutique des galénistes surchargée de préparations compliquées, souvent inertes, il substitua les médicaments simples fournis par la chimie et ouvrit le premier la voie audacieuse des applications de cette science à la physiologie de l'homme et à la pathologie.

Malgré des tendances aussi nouvelles, Paracelse conserva encore quelques préparations organiques, surtout le sang, mais il les soumettait le plus souvent à des manipulations physiques et chimiques assez compliquées qui leur enlevaient probablement les propriétés recherchées par ses devanciers.

Vers le milieu du siècle plusieurs ouvrages insistent sur les méthodes les plus convenables à suivre pour les préparations organiques ; ils donnent des détails que les compilateurs précédents ont négligé de décrire ; ce qui prouve bien qu'à cette époque l'organothérapie était encore très en vogue et tenait une place importante dans la thérapeutique.

Rien de plus instructif à cet égard que l'*Enchirid ou manipul des Miropoles de* Dusseau (1561); l'auteur y traite des parties *prinses des bêtes,* il prend le soin d'expliquer que, sous ce terme, il comprend *ce qui est pris ou procède tant des quadrupèdes et bipèdes que des oiseaux, volatiles et poissons et toutes espèces de mouches et autres vermines, comme sont la chair, le sang, la moelle ou graisse, la peau, les os ou autres membres tant internes qu'externes et pareillement de leur superfluitez : comme cire, miel, musc, civette, lait, beurre, etc.*

Notre apothicaire excelle surtout dans la manière de préparer le sang.

Le sang, dit-il, *est l'une des quatre humeurs contenues ès corps des animaux. Celui de l'homme est quelquefois utilisé en emplastre contre rupture ou hernie, celui du bouc contre la pierre ou gravelle contenus aux reins ou en la vessie. Pour lesquels préparer est à entendre qu'il faut couper la teste ou esgousiller chacune beste dont on veut avoir le sang à raison des veines jugulaires qui sont plus apparentes et plus grosses en cet endroit : et cela fait convient recueillir le dit sang en un vaisseau propre, lequel soit large par bas, c'est-à-dire plat, l'exposer en bel air étant couvert de quelque linge ou estamine, s'il y a quelques eaux ou superfluités on les doit survuider et expurger, puis après dessiccation prendre le plus pur et lucide et rejeter le trouble et féculent. Il faut noter que le sang d'un homme roux et colérique est estimé le meilleur et aussi celui d'un homme rustique nourri de viandes grossières.*

Pour le sang de bouc, l'auteur respecte les préceptes des anciens et recommande que ledit bouc soit expressément de l'âge de quatre ans (âge moyen de cet animal), précaution qu'on doit observer aussi « pour les autres bestes, de telle sorte qu'elles ne soient ni trop jeunes ni trop vieilles ». La seconde condition c'est que le bouc ait été nourri, quelque temps auparavant (pendant six semaines ou deux mois), *de bonnes herbes apéritives et diurétiques, telles que ache, persil, rhue, fenoil, asparage, pimprinelle, lyerre, laurier et autres semblables. Et encore selon aucuns est bon de l'abreuver de vin blanc.* Si le bouc n'a été ainsi nourri, l'auteur conseille de mettre infuser dans le sang les plantes indiquées pour lui faire acquérir toutes les vertus recherchées. Enfin la troisième condition à remplir, c'est d'opérer au mois d'août, pendant les jours caniculaires, parce que le sang est *plus enflammé, plus chaud et plus vertueux* et qu'en outre il est plus facile à dessécher. On ne doit pas recueillir le premier sang qui s'écoule ni le dernier, car Hippocrate considère l'un comme *trop séreux et subtil* et l'autre *trop gros et terrestre* et, par suite, on doit prendre celui entre les susdits. On use aussi quelquefois, dit l'auteur, *de chair ou de membres approchant de la nature de la chair, comme de foyes, poulmons*, etc., il prend alors comme exemple le poumon de renard, employé pour la phtisie.

Et pour ce faire, on doit couper les veines et artères, laver en bon vin tant que le sang superflu ne sera pas complètement épuisé; on l'essuie avec un linge blanc et ensuite le mettre dans un four de moyenne chaleur, en un pot ou entre deux escuelles creuses de terre et continuer jusqu'à ce que le dit poumon soit non pas cuit, mais seulement treshalé et deseiché tellement qu'on le puisse réduire en poudre. Cela fait on doit le conserver au sec. On faisait ainsi de toutes les chairs, excepté pour le lièvre qui était soumis à la dessiccation avec la peau et les os après l'avoir privé de ses entrailles, selon le conseil d'Abulcrasis (pour Abulcasis).

La tête de cet animal vaut à l'alopécie pour faire renaître les cheveux, lorsqu'elle est mêlée à la graisse d'ours. Faire de même pour les hirondelles, les écrevisses qui se doivent préparer et brûler avec leurs plumes et coquilles, et aussi les limaces et les vipères. A ce propos, l'auteur commente et explique les recommandations d'Abulcrasis au sujet de la dessiccation. *Non oportet ut comburantur ita quod fiant carbones, sed quod remaneat in eis aliquid humiditatis, ita ut solum teri et cribrari possint.* On devait donc comprendre que *adurer ou brûler voulait dire deseicher de telle manière qu'on puisse pulvériser facilement les substances et non point les consommer de leur totale humidité en laquelle consiste la vertu radicale et naïve.*

Certaines substances devaient cependant être calcinées, parmi ces dernières se trouvait la corne de cerf.

Les moelles et les graisses étaient d'abord lavées à l'eau,

puis fondues et coulées dans des pots, quelquefois on ajoutait du sel pour en assurer la conservation. De même, les cerveaux étaient lavés à l'eau froide, on jetait sur un linge ou tamis pour séparer les pellicules ou méninges et on les desséchait comme ci-dessus. Quant aux cerveaux des petits oiseaux, dont on use pour augmenter et multiplier le sperme, il fallait, avant de les chauffer, y ajouter un jaune d'œuf et du miel.

La manière de préparer le fiel différait selon les animaux; pour les grosses bêtes, on liait *le goulet ou orifice* et on échaudait en plongeant dans l'eau bouillante pendant l'espace de dix oraisons de *Pater noster*; ensuite ils étaient pendus et exposés en lieu sec ou bien près de la cheminée. Pour ceux des petits oiseaux il suffisait de les laisser quelque temps à l'air, puis on les plongeait dans un pot de miel pour les conserver, en les mettant dans un petit filet pour les sortir facilement au moment du besoin.

Il y a plusieurs autres *parties ou superfluitez des bestes* que l'auteur délaisse pour ne pas trop allonger son livre, comme *cornes*, *ongules*, *testicules*, *perles*, *muscs*, *cire*, *miel*, etc. « On pourra, dit-il, pour elles, se conformer aux instructions qui précèdent, noter toutefois que le temps de la préparation devra être choisi quand l'animal est en meilleure disposition, c'est-à-dire à la fin de l'hiver ou au commencement du printemps, parce que les bêtes sont à ce moment beaucoup plus saines, elles ne doivent pas être « ni maigres, ni éthiques, ni mortes de maladie ».

Enfin, notre brave apothicaire traite dans un chapitre de la distillation des œufs et chairs; bien que le procédé soit en complète opposition avec les moyens utilisés aujourd'hui, j'ai cru intéressant de le reproduire ici à cause de son originalité et parce qu'il me semble peu connu.

Il faut, dit-il, *diviser la chair qu'on veut distiller aussi finement qu'il sera possible, ensuite l'incorporer et broyer avec la dixième partie de sel ordinaire, de même pour les œufs. Mettre en un vaisseau en façon de courge, le couvrir d'un alambic sans bec bien approprié à l'orifice dudit vaisseau, le tout clos et lutté. Et ainsi faire digérer comme pour le sang, c'est-à-dire qu'il faut faire une fosse en terre de quatre ou cinq pieds de profondeur, de deux pieds de large, en laquelle on fait un lit de chaux vive, de la hauteur d'un demi-pied, sur lequel on place un autre lit de fumier de cheval à demi putréfié; on y pose alors le vaisseau en l'entourant aussi de fumier jusque par-dessus et pour remplir la fosse. Ensuite on y jette un peu d'eau jusqu'à ce qu'on aperçoive chaleur au dit vaisseau (ce qui arrive environ après une demi-heure), sinon ajouter de nouvelle eau. Cette opération sera continuée un mois en renouvelant la chaux et le fumier deux ou trois fois la semaine. Au bout de ce temps, la digestion étant reconnue suffisante, on tire le vaisseau, on y adapte un alambic à bec; lutter et on distillera. Le produit obtenu sera reversé dans le vaisseau avec le résidu et on recommencera la digestion comme ci-dessus. On fera ensuite une nouvelle distillation en recommençant après les digestions et distillations trois ou quatre fois.*

La distillation finale devait être faite à une température modérée, soit avec la chaleur du soleil, soit à la réverbération d'un miroir d'acier ou de verre.

Cette trop longue opération laisse deviner l'influence de Paracelse et dénote déjà une tendance marquée vers la complication des méthodes employées pour l'extraction des principes actifs; elle s'éloigne du principe même de l'organothérapie, car l'organe ou le tissu ainsi traités subissaient des modifications physiques et chimiques trop profondes pour conserver leurs vertus primitives.

Quelques années plus tard, en 1574, paraissait la traduction française, par André Caille, de la pharmacopée de Jacques Silvius, traitant de la manière de bien choisir et préparer les simples et de bien *faire les compositions des parties.* On retrouve encore dans cet ouvrage la méthode de choix concernant le sang de bouc; comme elle diffère peu de ce qui a été indiqué auparavant, il est inutile de la reproduire ici.

Le second livre s'occupe de l'art de bien préparer les simples et, en ce qui regarde les animaux, il s'agit positivement d'une véritable préparation physiologique voisine des méthodes indiquées dans Nicolas Præpositus; mais l'auteur entre dans de plus longs détails auxquels il attache une assez grande importance.

Nous chassons un vieux coq, dit notre pharmacologiste, et le rendons par ce moyen *meilleur pour purger doucement, usant de la décoction qui est quelque peu nitreuse.*

Si nous pouvons rencontrer un renard qui soit de bon âge et si nous le faisons lasser, le venant longtemps, et qu'il soit gras et en bon point, le faisant bouillir en huille, nous faisons une huille qui est fort résolutive. Mais si nous les prenons lorsqu'ils seront gras et en bon point pour avoir mangé tout leur saoul de raisins, après vendanges, il en fera meilleur manger. Quant aussi nous choisissons un bouc de quatre ans, lequel nous nourrissons quelque temps avec herbes qui ont vertu de rompre la pierre et avec bon vin blanc et puissant, nous rendons par ce moyen son sang propre à rompre la pierre aux reins et dans la vessie.

Dans un autre chapitre, s'occupant de la manière *de piler les simples prins des parties des animaux*, il s'exprime ainsi : *Non seulement les parties des animaux, mais les animaux entiers étant bien séchés, pour avoir été rôtis, ou brûlés, ou autrement séchés, se pourront pulvériser à la façon des autres simples. Si elles sont encore humides ou molles et s'il y en a petite quantité, on les pourra piler avec bonne quantité d'autres choses sèches, ou bien on les pile à part et les passe par un crible avec une cuillère.*

Plus loin les préparations complexes sont traitées en détail. Celles du poumon de renard ne nous apprend rien de bien nouveau. Il en est tout autrement pour celui du loup. Qu'on en juge :

Le foie de loup, afin de le rendre propre à quelques maladies du foie, on le lave avec bon vin blanc, puis on le saupoudre avec santal citrin pulvérisé et le fait sécher, après cela on le met dans une écuelle et on l'environne d'aluine et on change l'aluine (grande absinthe) *de huit en huit jours, en le mettant en lieu sec.* On prépare de même le boyau de loup (contre la colique), le sang de bouc nourri ainsi qu'on l'a vu plus haut et égorgé après qu'il est resté quarante jours à paître à la chaleur du soleil.

L'opothérapie jouissait donc toujours de la vogue, l'élan dû à la Renaissance se faisait encore sentir. Une preuve nouvelle nous est fournie par la faveur qui accueillit les commentaires de Matthiole de Sienne (1581) sur la matière médicale de Dioscoride. Bien que l'auteur traite avec soin tout ce qui se rapporte à l'organothérapie, il est inutile d'y revenir puisque j'ai déjà parlé de l'original.

Vers la fin du XVIe siècle, on voit apparaître des pharmacopées dont quelques-unes, fort complètes pour l'époque, peuvent être considérées comme les précurseurs des livres officiels. Celle de Bauderon, datant de 1588, a été imprimée un assez grand nombre de fois pendant près d'un siècle.

Dans cette pharmacopée, les simples tirés du règne animal sont nombreux, on y relève principalement l'album græcum, le bézoard, les cantharides, le castoreum, les diverses graisses, le fiel de taureau, la pellicule interne de l'estomac des gallinacés, qui a été déjà signalée chez les Arabes, la présure du lièvre, les vers de terre, l'œsippe (graisse de laine), le musc, le poumon de renard, le sang de divers animaux, etc.

La préparation du poumon de renard ne diffère pas beaucoup de ce qui a été rapporté précédemment, on devait faire un lavage au vin blanc dans lequel on avait fait infuser des plantes aromatiques (hysope, scabieuse), après dessiccation il était enveloppé dans des feuilles d'absinthe, de marrube et d'hysope. Il entrait dans la composition du fameux looch de Mésué (*Eclegma ex pulmone vulpis*), qui était couramment employé à cette époque. La formule était la suivante :

Pulmonis vulpis præparati et siccati
Succi glycyrrhizæ
Adianthi albi, id est Capilli Veneris
Seminum fœniculi
Anisi, sing. pares portiones,

Confice cum saccharo, in aqua Pimpinellæ soluto et cocto vel cum succo Myrtino, ut valentius roboret. L'auteur ajoute : « Mésué a décrit ce looch dans sa pratique au chapitre de la phtisie, qu'il a emprunté à Avicenne. Il est principalement propre à cette maladie d'autant qu'il consolide les ulcères de la poitrine et du poumon. » Cette savante formule était toujours utilisée par les praticiens du siècle suivant, car elle figure encore dans l'édition imprimée en 1681. Pour la médication carditique, Bauderon se borne à indiquer l'os de cœur de cerf qui était la base de la poudre de joie (*Pulvis lætitiæ*).

Jean de Renou, dans son *Dispensatorium* (1608), n'attache de l'importance qu'aux sangs de l'homme, du cerf, du lièvre et de la chèvre; il conseille de les préparer par dessiccation après avoir éliminé le sérum séparé du caillot.

Là s'arrête la période de la Renaissance pendant laquelle les produits organiques furent très en faveur; dans les siècles suivants, la méthode subsistera plus ou moins altérée, mais nous y verrons figurer avec plus d'importance les médicaments tirés de l'homme lui-même.

IV

XVIIe, XVIIIe et XIXe siècles.

Au début de cette période (1624), *la Pharmacopée des dogmatiques réformée*, de Joseph Du Chesne, connu aussi sous le nom de Quercetan, nous montre l'organothérapie notablement transformée au moins dans ses procédés d'obtention; de plus l'organe choisi est le plus souvent noyé dans un grand nombre de produits végétaux, complication qui enlève toute valeur aux résultats obtenus. Il recommande pour aider à la conception une certaine décoction dans laquelle entre :

Les testicules d'un mouton préparez en vin et seichez, la matrice de lièvre souventefois préparée et seichée, macis, canelle, clou de girofle, ammi chacun deux gros; safran un gros et demy, mouëlle ou chair de noix communes, avellines, pistaces chacun six gros. Le tout devait être préparé et traité comme suit :

Broye ce qu'il faut broyer, macère les, puis enfin fais les cuire dans ℔ II de vin de Malvoisie à la consommation de la tierce partie. Il faut que la femme (après qu'elle aura eu bien et deüment ses purgations) prenne trois ou quatre onces de cette décoction au matin, trois ou quatre heures avant disner par trois jours consécutifs et que le quatrième elle couche avec son mari et si elle n'est du tout stérile, elle concevra.

Pour l'opilation de la rate, du foie, du mésentère, la colique, le calcul, la fièvre quarte et toutes maladies chroniques, il fallait user de la décoction d'un vieux coq que l'on devait préparer ainsi :

Prens de Polypode de chesne, de semence de carthame une once et demy de chacun; de thym, épithym chacun une partie; de semences de cumin, d'anis, d'aneth, fenoil, carvi, chardon benit, chacun deux gros; des feuilles de sené une once, de turbith gommeux demy-once, de canelle un gros et demy, du cristal ou crème de tartre blanc deux onces, de sel gemme demy-once.

Broye et mesle-les ensemble, pour en emplir le ventre d'un vieux coq vuide de ses entrailles, puis le fais bouillir avec les trois parts d'eau et de vin blanc, jusques à ce que la chair se sépare des os : que le malade prenne de ce bouillon au matin plusieurs jours.

Ainsi qu'on va le voir, sa médication splénique différait notablement de celle qui était employée par Celse et ses imitateurs. La décoction de la rate d'un bœuf, dit Quercetan, « est convenable pour la dureté et obstruction de cet organe, c'est aussi un spécifique pour la suppression des mois ».

Prenez toute la ratte d'un bœuf, l'ayant couppée par morceaux, jetez-la dans une phiole en verre de telle grandeur ou capacité qu'elle en soit à demy plaine puis y adjoustez canelle grossièrement conquassée une once, girofles demy-once, safran deux gros.

Vin blanc de Canarie ou Malvoisie demy setier de Paris. Pour seulement humecter la matière, le vase bien clos, soit posé dans un chauderon plein d'eau, ou dans un bain-marie si chaud qu'il bouille, et ce durant vingt-quatre heures tant que la dite rate soit cuite et réduite en parcelles fort menuës, restant à foison du bouillon exactement cuit et de très bonne odeur : duquel la malade prendra quatre onces au matin, continuant par quatre ou cinq jours, quand ses mois doivent couler.

L'auteur, prévoyant les objections qu'on ne manquerait pas de faire aux propriétés de ce breuvage, les réfute dans une note en disant :

Que la faculté spécifique de cette décoction a pour cause principale la seule substance de la rate cuite : mais que les autres ingrédiens comme le vin et les aromates y entrent seulement pour luy donner un meilleur goust.

Nous ne le suivrons pas dans la démonstration qu'il croit devoir faire à ce sujet — qu'il nous suffise de dire avec lui *qu'enfin l'expérience mesme prouvera suffisamment la grande utilité et efficace de cette médecine à provoquer les mois.*

Enfin, dans la dernière partie de son ouvrage, Duchesne donne des détails sur la préparation spagyrique des médicaments tirés des minéraux, des végétaux et des animaux, attribuant au feu le pouvoir d'augmenter les facultés des médicaments et suivant en cela les préceptes de Paracelse qu'il a en haute estime. Il soutient en effet que plusieurs des remèdes composés par ce dernier *sont presques divins et tels que la postérité non mescognaissante ne les pourra jamais assez admirer et publier.*

Van Helmont, adepte et continuateur des principes de Paracelse, fit paraître ses nombreuses publications de 1624 à 1644 ; sa thérapeutique est souvent empreinte de merveilleux et il n'a garde, lui aussi, de se priver du secours des médicaments organiques. Il cite entre autres une observation qui montre tout le parti qu'on pouvait tirer de l'urine, dans certains cas.

Une fermière ayant eu dans sa jeunesse une affection catarrhale de la vessie avec un peu d'hématurie, se procura la vessie d'un taureau encore à l'état d'embryon ; or cette vessie est ordinairement pleine de liqueur d'une saveur autre que celle de l'urine.

Elle but chaque matin environ six onces de cette liqueur avec la même quantité de vin blanc.

S'étant mariée ensuite à l'âge de dix-neuf ans, elle se trouva, en 1643, en bonne santé et sans calculs. Le même remède, dit-il, soulagea plusieurs jeunes filles pauvres. Après quelques expériences de ce genre, on essaya aussi d'un bouc à l'état d'embryon, et le succès fut encore plus grand.

J. Constant de Rebecque (1683), auteur du *Médecin françois charitable qui donne les signes et la curation des maladies internes qui attaquent le corps humain*, enseignait une thérapeutique sobre de médicaments animaux.

Cependant, dans l'incontinence d'urine, il recommandait « la tunique intérieure de l'estomach de poule desséchée mise en poudre et prise avec du vin rouge, ou du gosier de poule, ou du cerveau et des testicules de lièvre brûlez et mis en poudre, ou de la vessie de chèvre séchée au four et pulvérisée et prise au poids d'une drachme. »

Dans la stérilité, on devait, après les purgations, les diurétiques et sudorifiques d'usage, en venir à l'emploi des remèdes spécifiques à ce mal. Pour cela, au dedans, on pouvait prendre de la poudre d'arrière-faix d'une femme, prise au poids d'une drachme ou, si on voulait un remède plus composé, il fallait recourir à la décoction de Quercetan. Nous avons vu précédemment, en parlant de ses œuvres, que les testicules de mouton et la matrice de lièvre étaient la base de la dite décoction.

Pour expulser l'arrière-faix, il recommandait les « testicules de cheval coupez menus et séchés ».

Avec Lémery, nous arrivons à l'apogée de la méthode. Sa pharmacopée universelle renferme non seulement les préparations pharmaceutiques les plus répandues en France, mais encore la plupart des meilleures formules contenues dans les pharmacopées étrangères. Chacune d'elles est rectifiée quand il y a lieu et soumise à des remarques pratiques relatives à leur exécution. Dans cet ouvrage, Lémery s'étend aussi sur les méthodes de préparation des organes; elles diffèrent peu de celles qui furent imaginées par ses devanciers, mais il y joint des réflexions personnelles qui méritent cependant d'être retenues.

Il ne faut pas que le renard dont on veut tirer les poumons soit mort de maladie, de peur que ce viscère ne fût imbu de quelque méchante impression, ni qu'il ait péri de vieillesse car il serait privé d'esprits; il faut qu'il soit mort de mort violente afin que le poumon soit dans sa vigueur et abondant en esprits. Et il ajoute : *On se sert ordinairement, pour laver les poumons du renard, d'une décoction d'hysope et de scabieuse faite dans du vin blanc, mais outre que toute l'impression que cette liqueur remplie des substances volatiles a pu communiquer à la chair du poumon, se dissipe bientôt quand on la fait sécher, il y a bien de l'apparence qu'une lotion spiritueuse enlève avec soi une partie du sel volatil du poumon, en qui consiste sa principale vertu; j'aime mieux, dit-il, me servir de l'eau commune en cette occasion.*

Dans son dictionnaire des drogues simples, l'auteur cite comme fort utiles en thérapeutique le fiel et le caillé de l'agneau et du renard; les testicules du sanglier et les autres parties de la génération prises par la bouche étaient propres à exciter de la vigueur; le fiel du même animal pouvait résoudre les tumeurs scrofuleuses.

Plus loin il dit : *Le caillé du lièvre, en latin* coagulum leporis, *est une matière caséeuse qui se trouve adhérente au fond de l'estomac du levreau; elle est propre pour résister au venin, pour l'épilepsie et la dysenterie. Sa cervelle fortifie les nerfs; en outre, ses testicules et ses reins, étant desséchés et préparés, provoquent la semence, atténuent la pierre du rein et fortifient la vessie. Les parties génitales du coq possèdent les mêmes propriétés.*

Pour Lémery, toutes les parties du loup contenaient beaucoup de sel volatil et d'huile et jouissaient de propriétés multiples et variées. Le cœur du lion était bon contre la fièvre quarte, sa chair fortifiait le cerveau et dissipait les vapeurs. Le léopard, le cerf, contribuaient aussi à enrichir l'arsenal thérapeutique; l'os de cœur de cerf surtout était estimé cordial, résistant aux venins et arrêtant les crachements de sang. Enfin, la médication carditique avait recours au cœur proprement dit avec la fameuse eau de cœur de cerf de Mynsicht.

L'arrière-faix lui-même (*Secundinæ mulieris*), que nous n'avons vu citer qu'une fois depuis Hippocrate, avait, au temps de Lémery, quelques usages en médecine. *On préfère*, dit-il, *celui qui vient à la naissance d'un garçon; on doit le choisir nouvellement sorti, d'une femme saine et vigoureuse; il contient beaucoup de sel volatil et d'huile. On l'applique tout chaud sortant de la matrice sur le visage pour effacer les lentilles, on s'en sert aussi intérieurement étant séché et mis en poudre, pour l'épilepsie, pour hâter l'accouchement et pour apaiser les tranchées. La dose est depuis un demi-scrupule jusqu'à deux scrupules.*

Le sang de bouc est également cité comme sudorifique, apéritif, résolutif, pour dissoudre le sang caillé, pour la pleurésie, pour résoudre les enflures de la gorge, pour la fièvre; il résistait aux venins et, sur l'autorité de Van-Helmont, on attribuait plus de vertus encore à celui qui était tiré des testicules.

En somme, toutes les médications organothérapiques étaient pratiquées à cette époque.

Dans la pharmacopée de Schröder (1698), commentée par Ettmüller, l'opothérapie occupe également une place importante.

Presque tous les organes y sont vantés et l'idée primitive y existe encore au moins en théorie; car les poumons d'agneau, de brebis et de porc sont bons pour la phtisie et la courte haleine, parce que *les parties des animaux conviennent aux mêmes parties de l'homme*. Ce livre recommande le cerveau et la moelle contre l'épilepsie, ils raffermissent les membres tremblants et ramollissent les nerfs endurcis. On avait recours également au caillé du mouton et du lièvre pour résoudre le lait coagulé, ce produit s'adressait surtout aux nourrices qui « voulaient faire dissoudre leur lait quand il s'était caillé dans leurs mammelles ».

Les foies, notamment ceux du taureau et du lièvre, soulageaient les hépatiques et fortifiaient le foie. La rate était administrée sous forme de décoction et d'extraits pour guérir la dureté de cet organe.

Comme confortatif, il fallait faire usage des cœurs de loup, de lièvre ou de cerf, tandis que le spécifique par excellence des affections cardiaques, était toujours l'os de cœur de cerf.

Les tétines d'une jeune vache, cuites, desséchées et pulvérisées s'ajoutaient aux remèdes qui font venir le lait. L'intestin et même l'épiploon guérissaient la colique quelle qu'elle fût. On attribuait à la vessie desséchée et prise à l'intérieur la propriété de faire disparaître l'incontinence d'urine. Mais, parmi tous ces moyens, la médication orchitique paraît avoir joui de la plus grande faveur à cette époque.

Les testicules du sanglier avaient la réputation d'être très actifs pour remédier à la stérilité des femmes et à l'impuissance des hommes; ceux du cerf, desséchés et bus dans du vin, augmentaient le plaisir du déduit amoureux. Dans le même but, l'auteur conseille de faire usage des rognons de coq avalés crus ou encore d'absorber le sang et le cerveau des moineaux vulgaires, mais il fallait que l'animal ait été tué durant le coït; c'était, paraît-il, le secret du comte de Pappenheim, également célèbre dans les combats de Mars et de Vénus. Parfois les testicules étaient destinés à un autre usage; ainsi ceux du cheval entraient dans une composition avec du safran, du borax et de l'eau de lis blancs pour expulser le fœtus mort ou vivant et l'arrière-faix.

Enfin toutes les parties de l'homme étaient préconisées, même l'urine qui, comme celle des autres animaux, pouvait briser les calculs tant des reins que de la vessie.

Au XVIIIe siècle, l'organothérapie décline rapidement, sa vogue disparaît de plus en plus et semble se cantonner dans la pratique populaire. La pharmacopée officielle (1732) contient peu de chose, les organes ont disparu, pour faire place à leurs dérivés obtenus par coction, par distillation ou même par calcination. On retrouve seulement des produits tels que l'album græcum, l'eau d'hirondelle, la corne de cerf, les huiles de vers de terre, de scorpion et de renard, la poudre de vipère, la préparation de crâne humain et les sels volatils des matières animales.

Seule, l'histoire générale des drogues de Pomet (1735) parle encore longuement des produits animaux. Dans le livre III du tome II, l'auteur décrit la mumie, les préparations tirées de l'homme, l'usnée du crâne par exemple, il s'étend beaucoup sur les bézoards, indique les organes les plus utilisés en insistant, dit-il, sur ceux qui faisaient partie de son négoce ; ils sont encore nombreux, ce qui prouve qu'à son époque l'emploi des médicaments animaux n'était point complètement aboli, au moins dans la médecine populaire ou des gens du monde. A propos du sang de bouc, il répète ce que les anciens pharmacologistes ont recommandé pour l'obtenir avec toutes les propriétés requises et il prétend qu'on l'estimait admirable pour briser la pierre. Il traite aussi des dents, du cœur, du foie et des boyaux du loup. En parlant du renard, Pomet ajoute : *Nous vendons encore sa graisse, ses poulmons et ses rognons, ces derniers jouissant des mêmes propriétés que les poulmons.* Quant au caillé du lièvre, il était regardé comme un contre-poison et il avait surtout le pouvoir de dissoudre le sang caillé dans le corps.

Plus tard, les auteurs ajouteront peu de chose à ce qu'a écrit Lémery; déjà Helvétius (1727), dans son « Traité des maladies les plus fréquentes et des remèdes propres à les guérir », préconisait plutôt les bouillons, celui de mou de veau en particulier. Cependant, l'organothérapie paraît encore briller quelque temps vers le milieu du siècle avec la « Matière médicale » de Geoffroy parue en 1756. Dans ses généralités, l'auteur rappelle que les humeurs d'un animal peuvent suppléer à la sécrétion qui ne se fait pas dans celui pour lequel nous empruntons des secours étrangers [1]; c'était dans un dessein semblable que quelques auteurs du siècle précédent avaient imaginé la transfusion du sang d'un animal dans un autre. Ces essais constituaient une faute selon Geoffroy, *car si les principes sont semblables à ceux de l'homme, ni les formes, ni l'atténuation, ni la condensation ne sont les mêmes et par conséquent les principes les plus nutritifs ont besoin, pour devenir tels, de l'action de l'estomac, d'être mêlés avec tous les agents qui s'épanchent dans le canal intestinal, enfin de n'entrer que peu à peu dans les vaisseaux; sans quoi ils produisent le trouble et la confusion au lieu de la paix et de la santé qu'apporte la nourriture et que doit apporter le médicament.*

Baquier et Arnaud de Nobleville, les deux traducteurs de l'ouvrage de Geoffroy, sont moins crédules que lui et leur avant-propos montre clairement qu'au XVIIIe siècle l'idée première de l'organothérapie était à peu près complètement perdue. « Les hommes, disent-ils, ont rencontré de tout temps dans les simples bien plus de ressources contre leurs maladies, que dans les animaux. La composition de ceux-ci a trop de rapport, trop d'analogie avec celle de notre corps pour pouvoir changer et même dompter des humeurs dégénérées qui

1. On ne pouvait exprimer plus clairement le germe de la théorie de Brown-Séquard sur les sécrétions internes des glandes.

demandent souvent des remèdes d'un caractère tout opposé. Les ressources sont donc assez bornées sur les remèdes tirés de cette classe. »

D'autre part, à propos du bœuf, Geoffroy montre que les médications hépatique et splénique n'existaient plus de son temps. *On se servait autrefois*, dit-il, *de quelques préparations de foye et de ratte de bœuf contre les obstructions de ces viscères; mais ces remèdes sont tombés dans l'oubli et il paraît qu'ils ne devaient leurs vertus qu'aux ingrediens qu'on y ajoutait. Ainsi nous n'en dirons rien ici, ceux qui seront curieux de les connaître, pourront consulter Paracelse, Van-Helmont, Ettmüller et les anciens médecins qui attribuaient des vertus sympathiques entre les parties du même nom;* il ajoute un peu plus loin : *on a abandonné avec raison ces sortes de remèdes aux empiriques et on leur en a substitué d'autres que la raison et l'expérience ont mieux établis.*

Toutefois l'auteur recommandait encore la fiente en cataplasme et attribuait à la moelle des propriétés résolutives et fortifiantes dont on pouvait tirer parti dans la faiblesse des nerfs, les tremblements des membres, contre le rachitisme et le scorbut.

Le cœur et le foye du loup étaient quelquefois employés cuits et assaisonnés en forme de ragoût, seuls ou ensemble, contre l'épilepsie; on les administrait aussi en infusion, de même que les intestins desséchés, contre la colique venteuse.

Le renard fournissait l'huile de renard et surtout son poumon qui entrait dans la fameuse formule du looch de Mésué, si vanté autrefois, et si peu d'usage à cette époque.

Au chapitre du bouc, l'auteur reprend sans y rien changer ce qu'ont dit ses devanciers sur les propriétés du sang de cet animal et la manière de le préparer.

Plusieurs parties du lièvre étaient encore en usage, comme le cœur, le foye, les poumons et le sang desséchés; on les employait pour arrêter la dysenterie et les autres cours du ventre et guérir l'épilepsie. Quant aux reins et aux testicules ils atténuaient la pierre du rein, chassaient les graviers et fortifiaient la vessie. Geoffroy indique bien un certain nombre de formules qui contiennent des organes desséchés ou cuits, mais ils sont mêlés à de nombreux ingrédients végétaux ou minéraux et deviennent ainsi la partie accessoire de la composition.

D'après ce que l'on vient de voir, il est évident que de tels médicaments ne devaient pas tarder à tomber en désuétude et si les pharmacopées de Lyon (1778) et de Spielmann (1783), qui terminent le siècle, mentionnent encore quelques produits animaux, il est certain qu'on ne croyait plus à leurs vertus curatives.

Spielmann rappelle bien les propriétés, mais il note aussi qu'elles furent attribuées aux organes par les anciens et sans contrôle sérieux.

Quant à la pharmacopée lyonnaise elle va beaucoup plus loin dans la voie du scepticisme, puisqu'elle dit au sujet du bouc : *Les anciens ont cru que le sang du bouquetin était astringent et urinaire, qu'il convenait par conséquent dans la diarrhée par faiblesse de l'estomac et des intestins, la diarrhée séreuse, la colique néphrétique par des graviers, l'ischurie par des matières muqueuses. Le peuple assure que le sang de bouquetin favorise l'expectoration, aide à la résolution de la pleurésie essentielle et de la péripneumonie essentielle, excite la sueur, les urines et le flux menstruel. Ni les uns ni les autres ne sont fondés sur l'expérience.*

L'auteur de cet ouvrage ayant été professeur d'anatomie et de chimie et membre de la Société royale de médecine de Paris, on peut, semble-t-il, accorder quelque créance à son dire et croire que de son temps l'organothérapie était délaissée par les médecins.

Dans la suite, c'est-à-dire au début du XIXe siècle, les matières médicales et les formulaires ne mentionnent plus guère que le bouillon de mou de veau et le sirop préparé avec le même organe. Alibert (1804), Bouchardat et Dorvault nous ont conservé plusieurs formules de ces préparations; on rencontre également dans le dernier de ces auteurs le sirop de musculine et celui de tortue.

Si donc on voulait retrouver à cette époque la trace des idées antiques et les derniers vestiges de l'organothérapie, il faudrait les chercher dans les coutumes populaires.

Les causes qui amenèrent au XVIIIe siècle la déchéance de

cette partie de l'art de guérir, ne sont pas dues, comme on l'a écrit, aux méthodes défectueuses de préparation et de conservation des produits animaux. On a vu en effet que la dessiccation à l'aide d'une chaleur modérée était employée avec l'enveloppement dans des herbes aromatiques, c'était un procédé suffisant, puisque d'une part on soustrayait l'eau qui favorise la putréfaction et que d'autre part la présence de plantes antiseptiques par leurs essences empêchait toute altération ultérieure.

En outre, les anciens n'ignorèrent pas l'entraînement physiologique des animaux puisqu'ils recommandaient de recueillir le sang de bouc dans des conditions spéciales qu'ils jugeaient capables de conférer des propriétés déterminées au liquide sanguin, en un mot à obtenir de l'animal une préparation physiologique comparable à celle que l'on pratique de nos jours pour récolter dans toute leur puissance certains ferments digestifs, notamment ceux du pancréas.

S'il m'était permis de formuler un avis à ce sujet, je dirais plutôt que les véritables causes qui amenèrent la décadence de l'organothérapie sont intimement liées aux idées médicales régnantes à cette époque et aux progrès réalisés par les sciences naturelles et chimiques.

Dès la Renaissance, les savants furent attirés surtout vers la botanique, la zoologie descriptive et systématique et vers la chimie.

Au début de cette période, Paracelse, ai-je dit, révolutionna la médecine et la pharmacie en dirigeant les recherches du côté des corps minéraux; il fit école, peu à peu son influence grandit et ses idées se propagèrent grâce à ses adeptes dont le plus célèbre fut Stahl (1660-1734), à la fois médecin, grand chimiste et l'auteur de la fameuse théorie qui ne devait être renversée que par Lavoisier, auquel il prépara le chemin. Mais auparavant il avait fallu lutter en France contre la faculté de médecine, qui tenait bon pour Galien; ce n'est qu'en 1607 qu'un ouvrage de pharmacie chimique [1] osa paraître, commençant ainsi à supplanter la pharmacie galénique et l'alchimie

1. *Antidotaire* de Wecker.

purement spéculative. D'ailleurs, quelques années plus tard, on devait assister à cette lutte mémorable au sujet de l'antimoine, lutte dont l'issue tourna au détriment de la faculté.

A Paris on était pour les trois S (séné, seringue et saignée); à Montpellier on prônait les médicaments chimiques, en particulier l'antimoine. Il en résulta une polémique violente dont les héros furent Guy-Patin et Th. Renaudot; la dispute en arriva à un tel point que le parlement fut saisi de la question et mit fin à la querelle en autorisant l'emploi de l'antimoine et du vin émétique qui prit place dans la première édition du Codex (1637). Dès lors la pharmacopée chimique triomphait et son envahissement progressif devait amener insensiblement la chute de la polypharmacie, du fatras des anciens et surtout des produits animaux que la chimie naissante était encore incapable d'étudier aussi bien qu'ils le méritaient. Les quelques représentants de la vieille opothérapie, qui restèrent dans les pharmacopées ou les formulaires, ne furent plus que des accessoires auxquels on n'avait presque jamais recours.

Il fallut attendre les mémorables travaux de Brown-Séquard sur les sécrétions internes des glandes, pour voir revivre cette antique méthode, qui depuis n'a cessé d'être étudiée au triple point de vue chimique, physiologique et thérapeutique.

DEUXIÈME PARTIE

Étude chimique des organes.

Cette partie comprend, après les généralités :

1° L'exposé de la méthode analytique suivie ;

2° Pour chaque organe : les recherches des devanciers concernant chacun d'eux et les résultats que j'ai obtenus ;

3° La comparaison de tous ces travaux.

Jusqu'à présent, les auteurs qui se sont occupés de la chimie des organes et des glandes, la thyroïde exceptée, se sont appliqués surtout à l'étude de la partie minérale. Ils ont attaché moins d'importance aux matières organiques en général en négligeant les ferments autres que ceux du pancréas.

Ces analyses, déjà fort anciennes, méritaient d'être reprises et devaient avoir principalement pour but la connaissance des matières organiques telles que les albuminoïdes, les graisses, et les substances extractives azotées ou non. Quant aux éléments inorganiques, je ne les ai évalués qu'en bloc ; car il est permis de supposer que dans l'action exercée sur l'organisme, par les produits physiologiques, une part très faible et tout à fait secondaire est attribuable aux sels.

MÉTHODE ANALYTIQUE

Aussitôt après leur extraction, les organes sont débarrassés des tissus environnants et de la graisse qui les recouvre, ils sont ensuite divisés et pulpés finement au moyen d'un hachoir mécanique.

On prend un poids déterminé du produit bien homogène que l'on dessèche à l'étuve à la température de 105° pour doser l'eau. Le résidu sec, finement pulvérisé, est mis dans une allonge ou un appareil extracteur pour être traité par l'éther anhydre et pur. On a ainsi, après évaporation de ce liquide, le poids des graisses ou, plus exactement, de l'extrait éthéré. La portion insoluble dans l'éther est pesée puis incinérée avec les précautions requises pour obtenir les cendres. D'autre part, une seconde portion de pulpe est épuisée par vingt fois son poids d'eau distillée froide; on évapore au bain-marie d'abord, ensuite à 105°, une partie du soluté filtré, pour obtenir un extrait sec que l'on reprend par l'alcool à 80°. Après avoir été chassé, ce dernier liquide donne un extrait alcoolique et la différence avec le premier constitue ce que l'on peut appeler, avec les auteurs de l'encyclopédie chimique, l'extrait aqueux proprement dit.

Les solutions de sels neutres ayant été indiquées comme jouissant, vis-à-vis des matières albuminoïdes, d'un pouvoir dissolvant supérieur à celui de l'eau pure ; j'ai déterminé aussi l'extrait obtenu, d'une part, au moyen de la solution physiologique de chlorure de sodium à 7 pour 1000 et, d'autre part, avec une liqueur beaucoup plus concentrée (10 p. 100) pour entraîner les globulines. On verra plus loin si cette prévision s'est trouvée réalisée.

Pour obtenir le poids de toutes les matières albuminoïdes contenues dans un organe, deux dosages d'azote ont été effectués : l'un total, sur une partie de l'organe complet, l'autre sur la pulpe épuisée préalablement par l'eau froide. La deuxième opération permet d'évaluer l'azote des albumines qui, multiplié par le coefficient 6,41, donne le poids de celles-ci. Les eaux de lavages sont recueillies, exactement mesurées et on y dose, par simple coagulation en présence de l'acide trichloracétique, les matières albuminoïdes entraînées avec l'extractif, ce poids doit être ajouté au précédent pour avoir les albumines totales.

C'est la méthode de Kjeldahl, qui a été constamment suivie

pour la détermination de l'azote. On sait qu'elle consiste à détruire les matières organiques par l'acide sulfurique pur aidé de la chaleur jusqu'à ce qu'on ait une liqueur à peine teintée de jaune; arrivé à ce moment et après refroidissement complet, on peut y ajouter une pincée de permanganate de potasse, en chauffant encore quelques instants on obtient enfin un produit incolore, contenant tout l'azote à l'état de sulfate d'ammoniaque. Cette base a été mise en liberté dans l'appareil à distillation de Schlœsing, en la chassant par un excès de soude dans un volume connu d'acide sulfurique titré. On a ainsi, par un simple dosage acidimétrique, la quantité d'azote contenu dans la substance en expérience. Cette méhode est relativement commode et très constante dans les résultats qu'elle fournit. En outre elle est beaucoup plus rigoureuse que tous les procédés gazométriques expéditifs qui mettent l'azote en liberté au moyen de l'hypobromite.

Quant aux matières extractives comprenant la créatine, la sarcine, la xanthine, l'acide urique, la tyrosine, la leucine, etc., elles se trouvent en trop faible proportion dans les organes pour qu'il soit possible de les séparer et d'en faire un dosage direct ; il faudrait disposer pour cela de plusieurs kilogrammes de tissu, ce qui est une condition souvent difficile à remplir en une seule fois. Je les ai évaluées en diminuant de l'ensemble des matières organiques la somme des albumines, des graisses et de l'urée. Pour cette dernière, l'organe pulpé a été épuisé par l'eau; après filtration les liqueurs ont été additionnées de quatre volumes d'alcool à 90°, puis on a concentré et précipité par le sous-acétate de plomb. C'est alors que l'urée a été dosée en introduisant dans un uréomètre une partie du liquide filtré et un excès d'hypobromite de soude.

Quand il y avait lieu de connaître la quantité de glycose, l'organe, préleve aussitôt la mort de l'animal, était épuisé par l'eau bouillante et, dans la solution éclaircie et évaporée en grande partie, on dosait le sucre avec la liqueur de Fehling.

Dans le cas du glycogène, la glande était d'abord plongée dans l'eau bouillante pour éviter la formation de glycose aux dépens du corps recherché, puis on broyait le tissu avec une solution d'acide acétique et d'acide trichloracétique à 2 pour 100 de chaque. Le magma étant épuisé par l'eau on additionnait la liqueur de trois volumes d'alcool à 90°. Le précipité de glycogène, recueilli sur un filtre, puis égoutté et mis en suspension dans l'eau, était saccharifié à l'ébullition par l'acide chlorhydrique dilué; un titrage avec le réactif cupro-potassique donnait ainsi le glycose provenant du glycogène hydrolysé. On sait d'autre part que 0 gr. 90 de ce dernier donnent 1 gramme de glycose.

Certains éléments n'ont pas été recherchés et titrés dans toutes les glandes, tels sont le fer, que j'ai dosé seulement dans la rate et le foie, et l'iode, qui n'est pondérable que dans le corps thyroïde. Le fer a été évalué colorimétriquement en liqueur sulfurique et l'iode par la méthode volumétrique que j'exposerai en détail à propos de la glande thyroïde.

On peut, pour la clarté de cette étude, diviser les organes, d'après leur fonctionnement, en trois groupes : le premier renfermant les glandes closes sans conduit excréteur, c'est-à-dire le corps thyroïde, la rate et les capsules surrénales; dans le second figurent celles qui sont pourvues d'un canal excréteur, tels sont le pancréas et le foie; enfin, dans le troisième groupe, on étudiera le rein et les ovaires, qui ne constituent pas, à proprement parler, des glandes.

I

Glande thyroïde.

L'étude chimique de la glande thyroïde, appelée aussi glande du cornet, est déjà ancienne; la première analyse faite par Oidtmann date de 1858. Cet auteur s'est contenté de déterminer l'eau, les substances organiques et minérales. Plus tard, Frerichs, Stœdeler et Gorup-Besanez découvrirent, dans le même organe, la présence de la leucine, de la xanthine, de la sarcine, des acides gras volatils, de l'acide lactique, de l'acide succinique et de la cholestérine. Puis, cette question ne fut plus guère étudiée jusqu'au moment où l'emploi du corps thyroïde contre le crétinisme, le goitre, le myxœdème et l'obésité attira de nouveau l'attention des chercheurs sur son activité toute particulière.

Au commencement de l'année 1895, plusieurs recherches furent entreprises pour isoler les principes actifs auxquels cette glande doit ses propriétés.

D'après Notkin, elle contiendrait deux principes albuminoïdes différents : le thyréoprotéide et la thyréoïdine épurée. Le premier, qui, à l'état sec, se présente sous la forme de lamelles transparentes, est un composé très toxique. Il peut se dédoubler dans certaines conditions et donne, entre autres produits, un hydrate de carbone très difficile à transformer en un corps réducteur. Lorsqu'on ajoute du perchlorure de fer à une solution concentrée de ce thyréoprotéide, il se forme un dépôt gélatineux. Le tannin précipite aussi cette liqueur en donnant, suivant la concentration, un coagulum floconneux ou un précipité gélatineux transparent. L'alcool la précipite également, le coagulum obtenu ne tarde pas à devenir difficilement soluble dans l'eau.

Administré à la dose de deux grammes par kilogr. d'animal, le thyréoprotéide produit une intoxication aiguë et mortelle. L'action est d'abord excitante puis paralysante, elle porterait vraisemblablement sur le système nerveux central.

La thyréoïdine épurée est composée d'au moins deux corps albuminoïdes, dont l'un possède la propriété d'une globuline et l'autre, plus important au point de vue physiologique, est de la nature des enzymes. Cette thyréoïdine est constituée par une poudre hygroscopique, d'un jaune pâle, donnant une solution visqueuse; elle est encore plus toxique que le thyréoprotéide et provoque surtout des phénomènes d'excitation.

Notkin comprend alors le rôle du corps thyroïde comme suit : Le thyréoprotéide est un produit des échanges organiques, l'autre est plutôt un principe spécifique élaboré par les cellules de la glande; elle agirait comme ferment sur le thyréoprotéide qui serait décomposé et perdrait sa toxicité. Lorsque la fonction du corps thyroïde est détruite par extirpation de cet organe, le thyréoprotéide s'accumule constamment dans l'organisme, d'où une intoxication aiguë. Quand la glande disparaît peu à peu par atrophie, on voit se produire les symptômes du myxœdème; si une partie seulement de l'épithélium à sécrétion spécifique est détruite, le thyréoprotéide s'accumule dans la glande et provoque le développement du goitre commun. La thyréoïdine n'étant pas attaquée par le suc gastrique, on s'explique que ce produit, administré à l'intérieur, soit efficace contre le myxœdème et le goitre, puisqu'il peut passer dans l'organisme et décomposer le thyréoprotéide qui s'est accumulé.

A peu près à la même époque, Frænkel a soumis la glande thyroïde à un examen chimique et physiologique, la traitant par divers dissolvants et essayant sur l'homme et les animaux l'action des précipités et filtrats obtenus successivement.

De grandes quantités de glandes furent traitées par l'eau à froid, à chaud et à l'ébullition. Les liquides portés à l'ébullition furent additionnés goutte à goutte d'acide acétique afin de précipiter toutes les albumines et nucléo-albumines. Le coagulum était inactif, la solution filtrée au contraire possédait les propriétés de la glande. Il n'y eut donc plus à s'occuper que du liquide, celui-ci fut additionné d'acétate de plomb et filtré, puis après élimination du plomb par l'hydrogène sulfuré, la liqueur fut évaporée jusqu'à consistance sirupeuse et le résidu repris par l'alcool. En additionnant la liqueur obtenue d'éther ou d'acétone, il se précipita une substance qui fut recueillie et desséchée dans le vide.

Frænkel considère cette matière comme l'acétate du principe actif cherché; il la décrit comme cristallisée, mais il est plus probable qu'il s'agit d'un produit en lamelles et qui est amorphe comme la pepsine en paillettes par exemple.

Ce produit est désigné par l'auteur sous le nom de thyréoantitoxine. Elle précipite par la plupart des réactifs des alcaloïdes, serait un dérivé de la guanidine et aurait pour formule $C^6H^{11}Az^3O^5$.

Viennent ensuite les travaux de Baumann et Roos, paraissant établir que l'action de la glande est due surtout à un composé organique iodé qu'ils sont parvenus à extraire du corps thyroïde.

Ils soumettent la glande hachée à l'action prolongée de l'acide sulfurique dilué à 10 pour 100 et à la température d'ébullition; par refroidissement il se fait un dépôt floconneux qu'on sépare en filtrant. Ce précipité est épuisé par l'alcool à 85° et l'extrait alcoolique est évaporé. Après avoir débarrassé le résidu par l'éther de pétrole des graisses et des acides gras qu'il contient, il reste une masse qu'on peut dissoudre dans une lessive de soude à 1 pour 100; par addition d'acide sulfurique dilué on en précipite la thyroïodine ou iodothyrine qui représente environ de 0,20 à 0,50 pour 100 de la glande fraîche. Le rendement est plus fort lorsqu'on a recours à la digestion des glandes par le suc gastrique artificiel; dans ce cas, la thyroïodine reste inattaquée et en suspension dans le liquide. On la sépare et on la purifie comme plus haut.

Une très petite quantité de cette iodothyrine serait libre dans le corps de la glande, la majeure partie serait combinée à des substances albuminoïdes; il y aurait ainsi une thyroïodoglobuline et une thyroïodalbumine. Ces différentes substances possèdent l'action physiologique du suc thyroïdien; elles arrêtent les secousses musculaires des animaux thyroïdectomisés, agissent comme lui sur la nutrition, possèdent sa toxicité et son action thérapeutique dans le cas de myxœdème.

L'année suivante, c'est-à-dire en 1896, Drechsel retira d'un extrait aqueux thyroïdien, débarrassé des matières albuminoïdes, deux bases cristallisées dont l'une paraît être la base de Fraenkel tandis que l'autre en diffère ainsi que de l'iodothyrine.

En 1898, de nouvelles recherches furent entreprises par Tambach sur la chimie de l'iode dans la glande thyroïde. D'après Baumann et Roos, les combinaisons peu stables de thyroïodine avec une globuline et une albumine seraient détruites par les acides dilués ou les alcalis et par la digestion gastrique artificielle et dans tous les cas on doit obtenir de la thyroïodine. Si, par exemple, les glandes sont traitées par une solution de sel marin jusqu'à ce que le résidu soit dépourvu d'iode, l'acide acétique et la chaleur précipitent de la liqueur les corps albuminoïdes iodés; si on soumet ceux-ci à la digestion artificielle, les matières albuminoïdes combinées à l'iodothyrine seraient solubilisées, tandis que cette dernière resterait comme résidu insoluble inattaquable.

Dans ses travaux sur la digestion artificielle des matières albuminoïdes iodées de la glande thyroïde, Tambach est arrivé à formuler des conclusions un peu différentes, en ce sens qu'il ne croit pas à l'existence des combinaisons de l'iodothyrine avec une globuline et une albumine.

En soumettant la glande à une digestion gastrique active, il a réussi à faire passer 98 pour 100 de l'iode total dans les produits solubles de la digestion. De cette liqueur il a isolé de l'iodsyntonine, de l'iodalbumose et de l'iodpeptone; pendant que 2 pour 100 seulement de l'iode de la glande restent comme résidu floconneux insoluble. Mais à aucun moment de la digestion gastrique ou même pancréatique d'une matière albuminoïde iodée, il n'a séparé de thyroïodine. L'auteur n'accepte donc pas que ce dernier corps soit combiné à une albumine. L'iode serait plutôt substitué puisque, par une manipulation peu violente (digestion artificielle), il passe en solution sous forme de syntonine, d'albumose et de peptone; alors que sous l'influence d'un traitement énergique par les acides étendus ou les alcalis, c'est-à-dire par la destruction de la molécule albuminoïde, comme l'a fait Baumann, il est possible d'extraire de la thyroïodine.

De mon côté, j'ai toujours constaté que les extraits pepsiques et pancréatiques complètement solubles dans l'eau, contenaient la presque totalité de l'iode qui se trouvait primitivement dans la glande.

Dosage de l'iode. — Bien que l'iode ne soit pas le seul principe actif, il est néanmoins important d'en exécuter le dosage rigoureusement, dans la glande ou les préparations pharmaceutiques dont elle est la base.

Baumann et Roos ont mis à profit la méthode colorimétrique déjà indiquée par Rabourdin. Ces auteurs recommandent d'introduire dans un creuset d'argent 1 gramme de fibrine sèche, 5 centimètres cubes d'une solution d'iodure de potassium à 0 gr. 10 par litre, puis 2 grammes de soude caustique, on ajoute 0 gr. 50 de nitrate de potasse et on chauffe le creuset avec précaution. On achève la combustion en ajoutant peu à peu de petites quantités de nitrate. La matière fondue est dissoute dans 25 à 30 centimètres cubes d'eau; après filtration on laisse refroidir, on ajoute 10 centimètres cubes de chloroforme, de l'acide sulfurique à 20 pour 100 jusqu'à excès et on agite. Le liquide est versé dans un tube à essai de 24 millimètres de diamètre et on cherche combien il faut ajouter de solution d'iodure de potassium dans un deuxième tube contenant 10 centimètres cubes de chloroforme, 50 centimètres cubes d'eau, un peu d'acide sulfurique et quelques gouttes de nitrite de soude pour obtenir une coloration identique. Cet essai a pour but d'apprécier les pertes subies pendant les manipulations; elles ont été dans un cas de 16 centièmes d'iode et dans un autre 10 centièmes. On procède alors de même avec la glande et on apprécie la quantité d'iode par comparaison avec la solution titrée d'iodure de potassium.

La capsule d'argent est une cause de pertes importantes et variables; en outre, ce procédé colorimétrique m'a paru moins sensible et plus difficilement applicable que le titrage volumétrique au moyen de l'hyposulfite de soude. Voici la méthode que j'ai toujours suivie pour les dosages relatés plus loin.

5 grammes de glande sont triturés avec environ dix fois leur poids d'un mélange de 1 partie de carbonate de soude et 2 parties de nitrate de soude. On chauffe dans un creuset couvert en porcelaine ou en platine que l'on porte au rouge jusqu'à fusion; après refroidissement, la masse est reprise par l'eau, la solution, filtrée s'il y a lieu, est placée dans une boule à robinet, elle est additionnée d'un peu de chloroforme et goutte à goutte d'un léger excès d'acide sulfurique chargé de vapeurs nitreuses. On agite, après écoulement du chloroforme, la liqueur est épuisée à plusieurs reprises avec quelques centimètres cubes du même dissolvant que l'on sépare encore du liquide pour le réunir au premier. La solution, mise dans un flacon bien bouché, est lavée avec 3 ou 4 fois son volume d'eau distillée jusqu'à ce que les lavages n'entraînent plus d'acide. On procède enfin au dosage avec une solution très étendue d'hyposulfite préalablement titrée de telle sorte qu'un centimètre cube corresponde à quelques milligrammes seule-

ment d'iode. Cette liqueur est ajoutée goutte à goutte à la solution chloroformique d'iode et on agite chaque fois vigoureusement avant de faire une nouvelle addition; on peut facilement obtenir la décoloration finale avec une seule goutte, ce qui peut représenter une approximation d'un dixième de milligramme environ.

D'après Tambach, la quantité absolue d'iode serait à peu près toujours la même dans la thyroïde du porc, quelle qu'en soit l'origine; au contraire, la teneur en combinaisons albuminoïdes iodées serait soumise à des variations importantes suivant l'époque de l'année et l'origine.

Chez le mouton la proportion de ce métalloïde a été trouvée assez variable avec l'âge, l'habitat et la saison. Voici les résultats donnés par Baumann; ils ont été rapportés à 100 grammes de glande fraîche ou sèche, pour les rendre comparables à ceux qui ont été publiés par d'autres auteurs.

PROVENANCE	IODE POUR 100 GR. DE GLANDE	
	SÈCHE	FRAÎCHE
Fribourg	0 gr. 090	0 gr. 026
Id.	0 100	0 029
Id.	0 130	0 038
Elberfeld	0 150	0 044
Id.	0 530	0 156
Paris	0 115	0 034
Id.	0 120	0 035

Baumann a en outre constaté que la proportion d'iode est susceptible de s'accroître lorsque le malade ou l'animal est soumis à un traitement iodé interne ou même externe.

A. Oswald s'est appliqué également à mesurer la quantité d'iode contenue dans le corps thyroïde, mais ses conclusions diffèrent de celles de Baumann. Il n'a pas trouvé en Suisse le rapport signalé en Allemagne par son devancier, entre l'apparition du goitre et la proportion d'iode; la plus forte quantité a été trouvée où le goitre sévit avec le plus d'intensité. De plus, l'auteur a remarqué que les glandes normales renfermaient moins d'iode que les goitres.

Tambach a dosé en moyenne o gr. o24 milligrammes pour 100 de glande fraîche chez le porc. Catillon a publié aussi quelques résultats qui confirment la variabilité de cet élément dans des glandes diverses et suivant l'origine des animaux; c'est ainsi que les moutons allemands ont donné o gr. o35, alors qu'avec un lot de moutons nivernais l'iode a été de o gr. 100 à o gr. 110 pour 100 de glande fraîche.

Le poids des glandes ne subit pas de variations moindres; chez les moutons français on trouve des glandes de deux lobes pesant moins d'un gramme, tandis que d'autres atteignent trois, quatre et quelquefois cinq grammes. Pour le poids moyen, j'ai toujours trouvé un chiffre très voisin de 2 gr. 40.

Chez l'homme, on observe également d'assez grandes variations dans le poids de la glande ou sa proportion d'iode. Le tableau suivant résume les faits observés sur des adultes.

	FRIBOURG	HAMBOURG	BERLIN
Poids moyen des glandes desséchées.	8 gr. 20	4 gr. 60	7 gr. 40
Iode pour 100.	o o33	o o84	o o90

Il résulte de tous ces faits que le produit peut présenter de très grandes différences dans sa composition; il peut même arriver que certains échantillons ne contiennent pas d'iode ou n'en renferment que des traces. L'analyse de la glande devrait donc viser d'autres substances, d'autant plus que l'iodothyrine n'est plus considérée à l'heure actuelle comme en étant le seul principe actif. C'est dans le but de fournir des renseignements utiles sur la valeur d'une glande thyroïde ou d'un produit thyroïdien, que j'ai entrepris les analyses détaillées dont on trouvera quelques-unes dans le tableau suivant :

Composition du corps thyroïde de mouton (origine française).

SUBSTANCES DOSÉES	POUR 100 DE GLANDES		POUR 100 DE GLANDES		POUR 100 DE GLANDES	
	fraîches	sèches	fraîches	sèches	fraîches	sèches
Azote total	3,10	11,98	3,30	11,67		
Azote des matières albuminoïdes.	2,92	11,28	3,09	10,93		
Azote extractif.	0,18	0,70	0,21	0,74		
Eau.	74,08	0,00	71,73	0	67,78	0
Extrait sec à 105°	25,92	100,00	28,27	100,00	32,21	100,00
Sels minéraux.	0,72	2,80	0,59	2,08	0,90	2,79
Acide phosphorique	0,29	1,13	»	»	0,58	1,80
Substances organiques.	25,19	97,19	27,68	97,91	31,31	97,20
Matières albuminoïdes totales .	18,82	72,60	19,80	70,03	»	»
Matières albuminoïdes solubles dans l'eau.	14,52	56,01				
Extrait éthéré (mat. grasses). .	4,84	18,67				
Matières extractives	1,53	5,92				
Iode total.	0,048	0,185			0,085	0,263
Iode des matières albuminoïdes coagulables	0,040	0,154			0,079	0,244
Azote dégagé par NaBrO. . . .	traces				traces	

Ces analyses montrent que la composition des glandes de même provenance (France) ne subit pas de bien grands écarts. L'azote total et l'azote albuminoïde sont très voisins dans les deux premiers cas, il s'ensuit que les proportions des matières albuminoïdes totales sont tout à fait comparables. On observe aussi une constance encore plus frappante dans le poids des substances organiques. Il est à remarquer que les albumines sont en grande partie entraînées par l'eau, de plus, celles que ce véhicule enlève, renferment à peu près tout l'iode de la glande. La troisième analyse donne moins d'eau que les précédentes, cela tient vraisemblablement à ce que les glandes traitées pendant les chaleurs de l'été avaient subi un commencement de dessiccation. Les cendres sont constituées surtout par de l'acide phosphorique. L'iode varie presque du simple au double dans la première et la dernière analyse, et se trouve généralement plus élevé que chez les moutons allemands dont Baumann a étudié les glandes.

Après la thyroïde, les glandes parathyroïdes ont été l'objet de recherches semblables principalement en ce qui concerne l'iode. Gley, en particulier, a donné le résultat de ses expériences sur les glandules des lapins et des chiens, dans lesquelles il a trouvé plus d'iode que dans les glandes ; c'est ainsi qu'en calculant les moyennes on peut dire que chez le lapin, pour une glande pesant 0 gr. 19 (fraîche), il y a 0 mill. 034 d'iode et, pour des glandules qui pèsent 0 gr. 012, il y a 0 mill. 080 d'iode. Chez les chiens, c'est seulement la proportion relative qui l'emporte.

II

Capsules surrénales.

Elles sont formées d'une substance corticale conjonctive et élastique, d'aspect rayonné, à revêtement épithélial. De sa face interne, et perpendiculairement à la surface de l'organe, partent des prolongements qui divisent ces capsules en un système de lacunes parallèles, une substance médullaire les remplit. Ces lacunes sont en rapport avec de larges vaisseaux veineux efférents et de nombreux nerfs. Les cellules qui garnissent les plus fines vacuoles sont sans enveloppe et de nature albuminoïde avec quelques granulations graisseuses. (A. Gautier, *Chimie biol.*, 1897.)

Il n'existe pas d'analyse complète de ces organes ; on sait seulement que leur tissu contient au moins quatre substances protéiques différentes : une albumine coagulable à 71°, une globuline à 56° et deux nucléo-albumines à 65° et à 75°.

J'en ai fait l'analyse détaillée en suivant exactement la méthode décrite précédemment. Les prélèvements ont toujours été faits sur un mélange de pulpe fine provenant de 200 à 250 grammes de glandes d'un poids moyen voisin de 1 gr. 50. Les résultats consignés dans le tableau récapitulatif représentent la moyenne de trois analyses suffisamment concordantes pratiquées sur les capsules des moutons français expédiés aux abattoirs de la Villette.

Composition moyenne des capsules surrénales de mouton.

SUBSTANCES DOSÉES	POUR 100 DE GLANDES	
	FRAÎCHES	SÈCHES
Azote total	2,51	11,25
Azote des matières albuminoïdes	2,23	10,00
Azote extractif	0,28	1,25
Eau	77,70	0
Extrait sec à 105°	22,30	100,00
Sels minéraux	1,73	7,74
Substances organiques	20,98	94,08
Matières albuminoïdes	14,32	64,21
Matières albuminoïdes solubles dans l'eau	5,08	22,78
Extrait éthéré (matières grasses)	3,53	15,82
Matières extractives	3,13	14,03
Azote dégagé par NaBrO (en urée)	0,12	0,53

Outre la composition chimique de ce tissu, il y avait lieu d'étudier aussi une réaction assez intéressante qu'il possède lorsqu'on le met en contact avec l'air ou certains réactifs oxydants. On sait en effet que, dans ces conditions, le contenu des cellules polyédriques de la substance médullaire se colore en rouge. Jusqu'à présent, personne n'a donné l'explication de ce fait; on verra, dans le chapitre des ferments, le résultat de mes recherches sur ce sujet. Je me bornerai pour le moment à l'étude des principaux modes d'extraction de cette substance, ainsi qu'à l'examen de ses propriétés physiques et chimiques.

Ce chromogène, identifié avec la pyrocatéchine par Vulpian en 1856, a été étudié depuis par Virchow, qui a déterminé sa localisation dans le liquide de la substance médullaire. En 1867, Holm a isolé des capsules du bœuf un chromogène unique et a reconnu, en outre, la présence de l'inosite, de l'hypoxanthine, de la taurine et de la leucine. Pendant l'évaporation des liqueurs, il s'est déposé une matière colorante violette insoluble dans l'alcool, l'éther, le chloroforme, le sulfure de carbone et la benzine; les alcalis en détachaient une substance jaunâtre, mais ne compromettaient nullement la nuance du produit. L'eau acidulée dissolvait aisément ce pigment, le liquide obtenu était jaune, mais après neutralisation le précipité violet reparaissait avec tous ses caractères, ce qui prouve que la matière colorante doit posséder une fonction basique. On verra plus loin que ce composé violet n'était autre que du chromogène ayant subi un commencement d'oxydation au contact de l'air.

Mac-Munn décrivit plus tard deux chromogènes dérivant de l'hémoglobine, une histohématine et un hémochromogène.

Récemment, Otto Fürth a repris l'examen de la substance en question, il donne une nouvelle méthode pour l'extraire à l'état de pureté, mais il ne peut cependant l'obtenir cristallisée. Son procédé est le suivant :

Les glandes pilées sont mises en macération dans une solution de sulfate de zinc à 5 pour 100, on concentre et on filtre la liqueur qui est neutralisée par l'ammoniaque; il se forme un coagulum qu'on lave à l'eau distillée puis à l'alcool. On le met ensuite en suspension dans l'alcool à 95°, où il est décomposé par l'acide sulfurique en léger excès. Après filtration, on ajoute au liquide de la limaille de zinc pour réduire ce qui aurait pu s'oxyder, on porte à l'ébullition et on neutralise avec de l'oxyde de zinc; après filtration il reste un liquide d'où le chromogène peut être précipité à l'état amorphe lorsqu'on y ajoute de l'éther. On a par ce moyen un rendement très faible.

L'auteur a tenté diverses réactions pour déterminer la constitution du corps obtenu, il y a trouvé toujours plus de 5 pour 100 d'azote que les alcalis étendus ne peuvent chasser. La présence de cet élément éloigne donc ce composé de la pyrocatéchine avec laquelle on l'a longtemps identifié; il en diffère aussi par son insolubilité presque complète dans l'éther et enfin par la réaction qu'il donne avec le perchlorure de fer. Lorsqu'on traite une solution aqueuse de chromogène par quelques gouttes de perchlorure étendu, on voit apparaître une coloration verte dont il sera question dans la suite; elle vire au violet par l'addition de carbonate de soude en léger excès; si on acidule la liqueur, le vert primitif ne se reforme pas, tandis qu'il reparaît très facilement avec la pyrocatéchine. L'auteur en fait plutôt une dioxypyridine hydrogénée.

Pour étudier plus facilement les réactions de ce corps, j'ai cru inutile de l'isoler et je me suis appliqué à l'obtenir seulement en solution, de la manière suivante :

Les glandes pulpées ont été épuisées par l'eau salée à 5 pour 100; on obtient ainsi après expression un liquide un peu rouge et qui se colore de plus en plus à l'air. En le saturant rapidement à froid de sulfate d'ammoniaque, on a par filtration, d'une part, un coagulum de toutes les matières albuminoïdes et, d'autre part, une liqueur limpide contenant le chromogène avec les matières extractives qui ne sont pas abondantes et ne gênent en rien les réactions ultérieures.

Le coagulum albumineux a été traité par une dissolution chlorurée à 10 pour 100 ou nitrée au même titre, les liqueurs obtenues après filtration étaient colorées en brun assez foncé et donnaient un spectre possédant deux bandes d'absorption qui se rapprochent beaucoup de celles de l'hémochromogène; en effet, le milieu de la première correspond à 580 longueurs d'onde et celui de la seconde à 535. Cette constatation vient donc confirmer l'existence d'un dérivé de l'hémoglobine signalé déjà par Mac-Munn.

Quant au liquide séparé des albumines, il se teinte au contact de l'air en violet et non en rouge, la coloration commençant par la surface, ce qui est l'indice d'une oxydation due à l'air lui-même. Portée à l'ébullition, cette liqueur se décolore et ne reprend plus sa teinte primitive. Elle possède toutes les réactions du suc capsulaire; c'est ainsi qu'avec quelques gouttes de teinture d'iode elle vire au rouge, il en est de même avec le permanganate de potasse, le ferricyanure de potassium, la quinone, l'ammoniaque, la potasse ou la soude. Les bisulfites font disparaître la coloration, comme l'ébullition.

L'action du perchlorure de fer est plus intéressante encore, car si on ajoute quelques gouttes de ce réactif dilué au dixième, la coloration violette déterminée primitivement par l'oxygène de l'air s'accroît beaucoup, tandis qu'un excès de perchlorure donne une belle teinte vert émeraude. On peut obtenir le même vert par l'addition d'une goutte de sulfhydrate d'ammoniaque; dans ce cas c'est d'abord du brun qui prend naissance.

Examinées au spectroscope, ces solutions violettes ou vertes ne donnent pas de spectre caractéristique ; on ne distingue pas de bandes d'absorption bien nettes. Il n'en est pas de même pour les liquides rougis par les oxydants ; s'ils sont suffisamments concentrés ils absorbent tout le spectre à l'exception du rouge ; en liqueur diluée le spectre est visible dans le rouge et le vert.

Traitée par la tyrosinase, la solution, primitivement violette, passe lentement au rose, puis au rouge cerise, cette réaction étant due sans doute à la présence de la tyrosine, qui a pu être isolée et caractérisée au microscope par la forme de ses cristaux. Avec une solution de gomme arabique très active sur la teinture de résine de gaïac, on n'observe pas de phénomènes d'oxydation, la teinte violette disparaît pour faire place à une coloration jaunâtre qui ne devient brune qu'après plusieurs semaines. Ces réactions montrent donc que tout en possédant probablement une fonction phénolique, le chromogène capsulaire ne semble pas appartenir à la classe des phénols nettement attaquables par la laccase.

On pourrait tout aussi bien rapprocher ce chromogène des corps alcaptoniques et de l'acide homogentisique isolés des urines par différents auteurs.

Fleischer, en 1875, considérait l'alcaptone comme étant de la pyrocatéchine. Kirk en fit de l'acide urrhodinique dont il sépara plus tard deux acides distincts (uroleucinique et uroxanthinique). Le premier avait pour point de fusion 133°, il était soluble dans l'éther, l'alcool et l'eau froide. La solution aqueuse donnait, avec le perchlorure de fer, une coloration verte passagère, sa formule brute était $C^9H^{10}O^5$. Quelques années après, Baumann et Wolkow retirèrent d'une urine alcaptonurique un nouveau chromogène dérivant de l'hydroquinone et ayant pour formule $C^8H^8O^4$; ils l'appelèrent acide homogentisique. Sa solution aqueuse se colorait à l'air et surtout en présence des alcalis ; elle réduisait la liqueur de Fehling et à froid le nitrate d'argent ammoniacal. Baumann faisait dériver ce corps de la tyrosine par un processus de nature fermentative provoquée par certains microbes ; cette transformation s'effectuant avec mise en liberté d'ammoniaque, d'acide carbonique et par une oxydation ultérieure, probablement d'après les réactions suivantes :

$$C^9H^{11}AzO^3 + H^2 = C^9H^{10}O^3 + AzH^3$$
$$C^9H^{10}O^3 - CO^2 = C^8H^{10}O$$
$$C^8H^{10}O + O^4 = C^8H^8O^4 + H^2O$$

La plupart des composés aromatiques, notamment les phénols, prennent naissance dans l'intestin aux dépens des matières albuminoïdes pendant la digestion pancréatique (phase de fermentation bactérienne). On pourrait supposer pour le chromogène des capsules surrénales une origine analogue, mais puisque, d'après Fürth, ce corps renferme de l'azote dans sa molécule, il faudrait admettre que la transformation de la tyrosine est incomplète et qu'il se forme par exemple une combinaison intermédiaire entre l'acide homogentisique ou un produit analogue et la tyrosine non dédoublée; en supposant que la liaison ait lieu molécule à molécule, on aurait le corps $C^9H^{11}AzO^3$, $C^8H^8O^4$, contenant 4,77 pour 100 d'azote.

Ce n'est là qu'une hypothèse, mais elle me paraît d'autant plus vraisemblable que le chromogène des capsules possède plusieurs propriétés attribuées aux corps alcaptoniques dont il vient d'être question ; comme eux en effet, il s'oxyde partiellement à l'air, surtout en milieu alcalin, et il réduit également à froid la liqueur de Fehling ou le nitrate d'argent ammoniacal.

III

Rate.

La rate est la plus importante de toutes glandes vasculaires sanguines et par son volume et par les nombreux principes chimiques qu'elle renferme.

Les mailles du tissu de cette glande sont remplies : 1° par la pulpe ou boue splénique formée de globules blancs et de globules rouges en état de transformation, de pigments sanguins, de granulations ferrugineuses et phosphatiques; 2° par des corpuscules ovoïdes de Malpighi. Pendant la vie la rate possède une réaction alcaline.

On n'a sur l'ensemble de l'organe que les analyses de Oidtmann, les plus complètes ayant été exécutées par comparaison avec celles du foie chez les mêmes individus. Il a trouvé les chiffres suivants qui sont rapportés à 100 parties de substance fraîche.

1°			
Eau	69,10 à 80,50		
Matières organiques	18,00 — 30,00		
Sels minéraux	0,50 — 0,95		
2°	**Homme de 56 ans.**	**Homme de 58 ans.**	**Nouveau-né.**
Eau	75,031	69,387	80
Matières fixes	24,969	30,613	19,993
— organiques	24,232	30,118	19,325
Sels minéraux	0,736	0,494	0,667
Chlore	0,004	0,0074	»
Acide phosphorique	0,1995	0,0172	»
— sulfurique	0,0187	»	
Silice	0,0013	0,0051	»
Potasse	0,0707	0,3207	»
Soude	0,3263		
Chaux	0,0551	0,0049	»
Magnésie	0,0036	»	»
Phosphate de fer	»	0,1373	»
Oxyde de fer	0,0536	»	»
— de manganèse	traces	»	»
— de cuivre			
— de plomb			

D'autre part, les analyses que j'ai exécutées m'ont donné les résultats consignés dans le tableau ci-dessous : les chiffres, rapportés à 100 parties de substance fraîche et sèche, représentent les moyennes de deux examens concordants.

Oidtmann s'était appliqué surtout à la détermination des éléments minéraux, il a trouvé principalement des sels de soude et très peu d'acide phosphorique.

Depuis, d'autres auteurs ont étudié la rate au point de vue du fer qu'elle contient. Les variations de cet élément sont

Composition de la rate de bœuf.

SUBSTANCES DOSÉES	POUR 100 DE GLANDES	
	FRAÎCHES	SÈCHES
Azote total	3,52	14,05
Azote des matières albuminoïdes	2,82	11,25
Azote extractif	0,70	2,80
Eau	74,95	0
Extrait sec à 105°	25,05	100,00
Sels minéraux	1,16	4,63
Substances organiques	23,89	95,35
Matières albuminoïdes	18,07	72,73
Matières albuminoïdes solubles dans l'eau	7,12	28,42
Extrait éthéré (matières grasses)	1,97	7,86
Matières extractives	3,85	15,36
Azote dégagé par NaBrO (en urée)	0,071	0,283
Fer	0,058	0,230

très grandes d'après Guillemonat, qui a poursuivi ses recherches chez l'homme. On sait que ces divergences existent également pour les animaux, c'est ainsi que la rate de lapin donne de 0 gr. 19 à 0 gr. 44 de fer pour 1000. Chez le chien les écarts sont aussi importants (Lapicque 0,32 à 0,82). Une augmentation considérable doit être attribuée généralement à la présence de la rubigine, hydrate ferrique ayant pour formule $2(Fe^2O^3)3H^2O$, découvert dans la rate par Auscher et Lapicque. Cette substance se trouve au sein des tissus sous forme de grains à contours nets, isolés ou parfois associés, ils peuvent exister à l'intérieur et même à l'extérieur des tissus; ils sont d'une couleur jaune brun tirant tantôt vers le rouge, tantôt vers le jaune; c'est le pigment ocre des auteurs.

La question des éléments minéraux étant d'importance secondaire pour cette étude, il n'y a pas lieu de s'y arrêter plus longtemps; d'ailleurs on n'en tiendra compte qu'au chapitre de la pharmacologie en traitant de l'essai et de la diagnose des organes.

Le tableau précédent montre que 76 pour 100 des éléments organiques sont constitués par des substances protéiques, tandis que les matières extractives y figurent dans la proportion de 16 pour 100. Les matières albuminoïdes sont formées, par une globuline coagulable vers 50°, une nucléoalbumine coagulable à 60° et une matière albuminoïde ferrugineuse précipitable par la chaleur et l'acide acétique. D'autre part, la nucléoalbumine est incomplètement précipitée à 60° ou bien elle est accompagnée par une substance analogue, car si on porte quelques instants à cette température une macération aqueuse de rate, on peut déceler, après filtration du liquide, la présence d'une substance protéique phosphorée Dans ce but, j'ai précipité le liquide par trois volumes d'alcool à 90°, le coagulum obtenu a été lavé à l'alcool faible (60°) pour enlever les sels minéraux qui pouvaient l'accompagner; après dessiccation le produit a été incinéré avec un mélange oxydant composé d'azotate et de carbonate de soude purs. La masse reprise par l'eau distillée a donné une solution dans laquelle il a été facile de caractériser la présence de l'acide orthophosphorique en le précipitant par le molybdate d'ammoniaque ou à l'état de phosphate ammoniaco-magnésien. La quantité de phosphore a été trouvée égale à 0 gr. 95 pour 100 de matière protéique desséchée. Enfin, parmi les albumines de la rate, on trouve des ferments très actifs que l'on étudiera dans le chapitre suivant.

Quant à l'extractif, il renferme des dérivés des nucléines (acide urique, guanine, xanthine, hypoxanthine, adéniné), des lécithines, de la jécorine, de l'inosite, de la taurine; de l'acide succinique, de la leucine et de la tyrosine.

IV

Foie.

De tous les organes, le foie est peut-être le mieux connu au point de vue chimique. On doit à Bibra et à Oidtmann des analyses du foie de l'homme et des animaux. Le premier a négligé l'évaluation des substances minérales, ce qui fait qu'on ne peut connaître exactement la teneur des matières organiques.

Oidtmann est venu combler cette lacune en s'attachant surtout à la détermination des sels.

Composition du tissu hépatique (d'après Bibra).

POUR 100 PARTIES	JEUNE HOMME	BŒUF	VEAU	CHE-VREUIL	PIGEON
Eau	76,17	71,92	72,80	72,86	71,97
Matières solides	23,83	28,08	27,20	27,14	28,03
Tissus insolubles	9,44	11,29	11,04	12,00	11,40
Albumine soluble	2,40	2,35	1,90	3,22	1.77
Glutine	3,37	6,25	4,72	4,17	4.34
Matières extractives	6,07	4,91	7,15	4,23	5.17
— grasses	2,50	3,28	2,39	3,52	5,36

Composition du tissu hépatique (d'après Oidtmann).

POUR 100 PARTIES	HOMME 58 ans.	NOUVEAU-NÉ	CHIEN (vieux).	CHIEN (jeune).
Eau	74,031	82,504	63,276	79.275
Matières organiques	24,866	16,587	35,985	19,829
Sels minéraux	1,103	0,908	0,739	0,896

Ce dernier tableau montre surtout que la quantité d'eau contenu dans le foie est, comme pour les autres glandes, en raison inverse de l'âge du sujet.

Composition des cendres du foie (d'après Oidtmann).

POUR 100 PARTIES DE CENDRES	HOMME	ENFANT
Potasse	25,23	34,72
Soude	14,51	11,27
Chaux	0,20	0,07
Magnésie	3,61	0,33
Chlore	2,58	4,21
Acide phosphorique	50,18	42,75
— sulfurique	0,92	0,91
Silice	0,27	0,18
Oxyde de fer	2,74	5,45
Oxydes de (Mm, Cu, Pb)	0,16	

Ces cendres renferment donc surtout des phosphates de potasse et de soude, tandis que les sulfates et les chlorures ne s'y trouvent qu'en très petite quantité. A côté des phosphates on rencontre le fer dont l'importance a suscité, comme pour la rate, un certain nombre de travaux intéressants.

La teneur en fer du foie débarrassé du sang par lavage, varie d'une espèce à l'autre et aussi avec l'âge du sujet. Les expériences de Zaleski, Bunge, Lapicque et Guillemonat ont montré que cet organe est infiniment plus riche en fer à la naissance et pendant la vie embryonnaire qu'à l'âge adulte.

Chez l'homme le foie contient 0 gr. 23 pour 1000 de fer, chez la femme 0 gr. 08 seulement (Guillemonat). Ce dernier auteur a constaté que le jeûne et divers états pathologiques n'occasionnent pas de changements sensibles dans ces nombres. D'autres ont cependant montré qu'il existait dans certaines maladies une accumulation de fer dans la glande hépatique (sidérose); toutefois, la rubigine n'y a pas été retrouvée comme dans la rate. Le foie emmagasinant les poisons minéraux, rien d'étonnant qu'on y trouve avec le fer d'autres métaux, tels que le manganèse, le cuivre et le plomb.

L'analyse que j'ai faite de cette glande a donné les résultats suivants :

Composition du tissu hépatique (de porc).

SUBSTANCES DOSÉES	POUR 100 DE GLANDE	
	FRAÎCHE	SÈCHE
Azote total	3,44	11,22
Azote des matières albuminoïdes	2,61	8,50
Azote extractif	0,83	2,72
Eau	69,32	0
Extrait sec à 105°	30,68	100,00
Sels minéraux	1,98	6,45
Substances organiques	28,70	93,54
Matières albuminoïdes totales	16,73	54,53
Matières albuminoïdes solubles dans l'eau	7,36	23,98
Extrait éthéré (matières grasses)	4,94	16,10
Glycose	1,58	5,17
Glycogène	1,95	6,36
Matières extractives	3,40	11,08
Azote dégagé par NaBrO (en urée)	0,21	0,68
Fer (de la glande lavée)	0,020	0,065

Ainsi qu'il ressort de la comparaison de cette analyse avec celles des devanciers, la proportion d'eau est faible et, par suite, le chiffre des matériaux solides est plus fort que ceux qui ont été trouvés par Bibra pour d'autres animaux.

Le poids des sels minéraux est de 1,98 pour 100, alors que Oidtmann mentionne 1 pour 100 en moyenne ; si on rapporte les résultats à 100 parties de tissu sec, mon chiffre reste également un peu plus élevé. Il est vrai que cet auteur ne s'est pas servi du porc pour ses recherches. La quantité de fer que j'ai obtenue correspond assez exactement aux moyennes publiées par Guillemonat (0,18 et 0,21 pour 1000).

Parmi les substances organiques on rencontre plusieurs matières albuminoïdes différentes que l'on caractérise encore par leur température de coagulation ; il y a en effet trois globulines coagulables à 45°, 56° et 70°, une albumine coagulable vers 70°-73° et une nucléoalbumine. On peut y ajouter la substance diastasique qui possède la propriété de transformer le glycogène en sucre. De tous les principes immédiats du foie, le glycogène est le plus important (découvert par Claude Bernard, 1857) ; très variable d'une espèce à l'autre, il provient surtout des matières hydrocarbonées, mais il peut se former aussi aux dépens des composés azotés. Ce corps s'accumule dans l'organe au moment de la digestion. Les foies que j'ai analysés ayant été prélevés sur des animaux presque toujours sacrifiés à jeun, cela permet d'expliquer les chiffres relativement faibles que j'ai obtenus pour le glycogène et la glycose.

Quant aux matières extractives, elles sont tout à fait comparables à celles de Bibra dans certains cas (bœuf, chevreuil, pigeon), il n'en est pas de même pour les graisses, dont le poids est plus élevé chez le porc, probablement à cause du régime alimentaire que l'on impose d'habitude à cet animal.

V

Pancréas.

Le pancréas, que les bouchers appellent « la fagoue », est une glande en grappe dont le tissu, normalement alcalin, devient bientôt acide après la mort en se putréfiant rapidement.

Oidtmann a obtenu par l'analyse de cet organe les chiffres suivants que j'emprunte à l'encyclopédie chimique.

ORIGINE DE L'ORGANE	100 PARTIES CONTIENNENT :		
	EAU	MATIÈRES organiques	SELS minéraux
Vieille femme	74,53	24,51	0,95
Enfant nouveau-né	75,90	23,73	0,37
Chien (vieux)	49,04	49,88	1,07
Chien (jeune)	77,21	22,42	0,36

D'autre part, l'examen détaillé de cette glande m'a conduit aux résultats consignés dans le tableau ci-dessous.

Composition du tissu pancréatique (de porc).

SUBSTANCES DOSÉES	POUR 100 DE GLANDE	
	FRAÎCHE	SÈCHE
Azote total	3,25	8,72
Azote des matières albuminoïdes	1,95	5,22
Azote extractif	1,30	3,50
Eau	62,70	0
Extrait sec à 105°	37,30	100,00
Sels minéraux	1,72	4,62
Substances organiques	35,57	95,38
Matières albuminoïdes totales	12,54	33,61
Matières albuminoïdes solubles dans l'eau	4,86	13,03
Extrait éthéré (matières grasses)	15,96	42,78
Matières extractives	11,07	29,94
Azote dégagé par NaBrO (en urée)	0,026	0,069

Il résulte de ces données que de toutes les glandes le pancréas est celle qui contient le moins de matières albuminoïdes et au contraire le plus de substances extractives. Toutefois, il faut faire des réserves à ce sujet, car une partie de ces dernières prend évidemment naissance au cours des manipulations un peu longues, nécessitées pour l'analyse. On sait en effet que le tissu est partiellement digéré par le propre ferment qu'il contient, d'où apparition de propeptones, de peptones et même de tyrosine et de leucine. Les peptones n'étant pas coagulables par la chaleur même en présence du sulfate d'ammoniaque, il s'ensuit qu'une partie de l'azote calculé comme appartenant à l'extractif, provient en réalité des peptones formées et des ferments pancréatiques eux-mêmes.

Malgré cette cause d'erreur, le pancréas paraît renfermer plus de substances extractives que les autres tissus. Il contient notamment de la leucine, de la tyrosine, de la xanthine et de la sarcine, de la guanine, de l'adénine, de l'inosite et de l'acide lactique. Parmi tous ces corps, c'est la leucine et la tyrosine qui prédominent dans le tissu même très frais. Scherer a pu extraire jusqu'à 1 gr. 77 de leucine pour 100 de glande fraîche. La guanine et la xanthine n'y existent qu'en faible proportion : 0 gr. 0122 à 0 gr. 0166. En tenant compte de la tyrosine on pourrait arriver à un chiffre voisin de 4 à 5 grammes de matières extractives, auxquelles il faudrait encore ajouter l'adénine, l'inosite et les autres.

La forte proportion d'extrait éthéré est due à la grande quantité de matières grasses qui infiltrent presque toujours le pancréas du porc. Ce fait explique aussi la diminution de l'eau (62,70 pour 100 au lieu de 75 en moyenne) qui disparaît des tissus au fur et à mesure que le taux des graisses augmente.

VI

Rein.

Il n'existe pas d'analyse complète du rein normal, l'examen chimique le plus détaillé se rapportant à un rein pathologique dit amyloïde (Lambling).

Le rein est alcalin pendant la vie, mais il devient acide

après la mort, comme la plupart des autres organes. D'après Libermann, cette acidité ne peut lui être enlevée même par un lavage prolongé; l'auteur attribue cette propriété à la présence d'une lécithine-albumine.

Gottwald a trouvé dans ce tissu des albumines, des matières extractives et des sels minéraux; les premières existant dans les proportions suivantes :

Matières albuminoïdes.	11,17 à 13,20 p. 100
Mucine et collagène	0,99 à 1,85 —

Les recherches de Gorup-Besanez sur le même organe, lui ont donné :

Eau.	78,60 p. 100
Albuminoïdes	16,56 —
Graisses.	3,33 —
Matières extractives	0,21 —
Sels minéraux	1,31 —

Ces résultats par trop concis sont absolument insuffisants pour nous faire connaître la composition chimique de l'organe et nous éclairer plus tard sur les points qui intéressent sa pharmacologie.

L'examen pratiqué par la méthode que j'ai déjà exposée s'imposait donc; de plus il était intéressant de comparer entre elles les compositions des capsules surrénales et du rein. C'est pour faciliter cette étude que j'ai réuni dans un même tableau les chiffres des deux analyses, rapportés à 100 parties de substance fraîche et sèche.

Composition chimique du rein et des capsules surrénales (de mouton).

SUBSTANCES DOSÉES	REIN — POUR 100 P. DE TISSU		CAPSULES SURRÉNALES — POUR 100 P. DE TISSU	
	frais	sec	frais	sec
Azote total	2,95	13,31	2,51	11,25
Azote des matières albuminoïdes	2,16	9,75	2,23	10,00
Azote extractif	0,79	3,56	0,28	1,25
Eau	77,80	0	77,70	0
Extrait sec à 105°	22,20	100,00	22,30	100,00
Sels minéraux	1,18	5,31	1,32	5,91
Substances organiques	21,02	94,68	20,98	94,08
Matières albuminoïdes totales	13,88	62,52	14,32	64,21
Matières albuminoïdes solubles dans l'eau	5,12	23,06	5,08	22,78
Extrait éthéré (matières grasses)	2,34	10,54	3,53	15,82
Matières extractives	4,90	22,07	3,13	14,03
Azote dégagé par NaBrO (en urée)	0,16	0,72	0,12	0,53

Si on fait exception pour les matières extractives, ces chiffres ne s'éloignent pas sensiblement de ceux qui ont été cités précédemment d'après Gorup-Besanez. Mais il ressort surtout de ces deux analyses comparatives que le rein renferme un peu plus d'azote total que les capsules; cependant il contient moins de substance sèche et surtout moins de matières albuminoïdes. Cette particularité est attribuable aux matières extractives qui s'y trouvent en plus forte proportion (22,07 pour 100 de tissu sec au lieu de 14,03 dans les capsules); il faut aussi tenir compte dans le rein d'une plus grande quantité d'azote mis en liberté par l'hypobromite.

Mais cette différence due à l'extractif étant mise à part, on peut constater une très grande similitude dans la composition chimique des deux organes et dans les propriétés physiques de leurs tissus; en effet, les chiffres trouvés pour l'extrait sec, les substances organiques, les sels et les matières albuminoïdes sont tout à fait comparables; de plus, le tissu rénal fournit 5 gr. 12 pour 100 d'albumines solubles dans l'eau, alors que les capsules surrénales donnent un chiffre à peu près égal (5 gr. 08). L'analogie va même plus loin, car si on se place à un point de vue différent, celui des propriétés physiologiques, on constate, d'après Livon, que les extraits de rein et de capsules surrénales renferment une ou plusieurs substances qui, injectées dans une veine, donnent d'une façon manifeste de l'hypertension et du ralentissement des pulsations.

En somme, ce qui, au point de vue chimique, différencie nettement la capsule surrénale du rein et des autres organes, c'est la présence, dans son tissu, du corps encore mal défini qu'on appelle le chromogène.

VII

Ovaires.

L'ovaire, d'après Hugounencq, est très riche en matière collagène et en mucine, il contient aussi un peu de nucléine. Jusqu'ici, on n'a guère étudié que la composition des liquides de kystes ovariques et paraovariques. On a bien extrait des corps jaunes de l'ovaire de vache une substance cristallisée, la lutéine, se rattachant au groupe des lipochromes; mais en somme la composition chimique de l'ovaire restait à déterminer. J'en ai fait l'analyse comme pour les autres organes, les résultats sont les suivants :

SUBSTANCES DOSÉES	POUR 100 DE GLANDE	
	FRAICHE	SÈCHE
Azote total	2,68	14,42
Azote des matières albuminoïdes	2,06	11,09
— extractif	0,62	3,33
Eau	81,43	0
Extrait sec à 105°	18,57	100,00
Sels minéraux	1,04	5,60
Matières organiques	17,53	94,40
Substances albuminoïdes totales	13,20	71,08
— — solubles dans l'eau	4,96	26,70
Extrait éthéré (matières grasses)	1,26	6,78
Matières extractives	2,47	13,30
Azote dégagé par NaBrO (en urée)	0,025	0,134

De tous les organes qui ont fait l'objet de cette étude, l'ovaire est donc celui qui contient la plus petite quantité de matériaux solides. Ses matières organiques sont constituées surtout par des principes albuminoïdes très voisins de ceux qui ont été signalés dans les kystes ovariques. C'est ainsi que le liquide provenant de l'expression des ovaires (de brebis) est un peu filant à cause de la présence d'une matière colloïdale.

On décèle aussi des corps qui, après ébullition avec les acides dilués, peuvent réduire le réactif cupro-potassique; d'ailleurs l'acide acétique à froid détermine la formation d'un trouble dans le suc de l'ovaire, ce qui indique la présence d'une mucine ou plus exactement d'une nucléoalbumine. Enfin, après repos et filtration au bout de vingt-quatre heures, on trouve dans la liqueur ainsi débarrassée de la mucine, une sérine et une globuline.

J'en ai fini avec l'examen chimique des organes, mais avant d'étudier le chapitre suivant j'ai cru devoir réunir tous mes résultats dans un même tableau afin de pouvoir établir plus facilement la comparaison entre eux et avec les analyses du tissu musculaire de quelques animaux, ces dernières étant empruntées à Gorup-Besanez et à la *Chimie biologique* de M. le Pr A. Gautier. Si on essaie de comparer les chiffres rapportés au tissu sec, on observe des variations peu importantes concernant l'azote total et l'azote albuminoïde; les sels minéraux montrent des écarts beaucoup plus grands (de 4 gr. 60 à 7 gr. 74 pour 100), la glande thyroïde se distinguant seule par sa pauvreté en cendres (2 gr. 80 pour 100). Il est facile de constater que la plus grande partie des matières organiques est constituée par les substances albuminoïdes (70 pour 100 environ); le pancréas fait exception à cette règle, puisque ses albumines forment seulement 35 pour 100 des matières organiques.

Quant aux produits constituant l'extractif, ils sont faibles dans le corps thyroïde (5 gr. 92 pour 100) et varient de 11 à 22 pour 100 parties de tissu sec, dans les autres organes. Les matières grasses subissent également d'assez grands écarts, elles atteignent 6 gr. 78 seulement dans l'ovaire de brebis pour arriver à 42 gr. 78 dans le pancréas de porc.

Tableau récapitulatif général de la composition chimique des organes.

SUBSTANCES DOSÉES	THYROÏDE (mouton)		CAPSULES SURRÉNALES (mouton)		RATE (bœuf)		PANCRÉAS (porc)		FOIE (porc)		REIN (mouton)		OVAIRES (brebis)		VIANDE de BŒUF		VIANDE de VEAU		MUSCLES des MAMMIFÈRES	
	fraîche	sèche	fraîch.	sèches	fraîche	sèche	frais	sec	frais	sec	frais	sec	frais	secs	fraîche	sèche	fraîche	sèche	frais	secs
Azote total.	3.10	11,98	2,51	11,25	3,52	14,05	3,25	8,72	3,44	11,22	2,95	13,31	2,68	14,42						
— albuminoïde. . .	2,92	11,28	2,23	10	2,82	11,25	1,95	5,22	2,61	8,50	2,16	9,75	2,06	11,09						
— extractif. . . .	0,18	0,70	0,28	1,25	0,70	2,80	1,30	3,50	0,83	2,72	0,79	3,56	0,62	3,33						
Eau.	74.08	0	77,70	0	74,95	0	62,70	0	69,32	0	77,80	0	81.43	0	68,78	0	77,20	0	76,40	0
Extrait sec à 105°. . .	25,92	100	22,30	100	25,05	100	37,30	100	30,68	100	22,20	100	18,57	100	31,22	100	22,40	100	22,65	100
Sels minéraux.	0,72	2.80	1,73	7,74	1,16	4,03	1,72	4,62	1,98	6,45	1,18	5,31	1,04	5,60	1,37	4,38	1,30	5,80	1,05	4,63
Substances organiques.	25,19	97.19	20,57	92,26	23.89	95,35	35,38	95,38	28,70	93,54	21,02	94,69	17.53	94,39	29.85	95,61	21,10	94,19	21,60	95,36
Matières albuminoïdes totales.	18,82	72,60	14,32	64,21	18,07	72,73	12,54	33,61	16,73	54,53	13.88	62,52	13,20	71,08	19,39	62,10	20,40	91,07	»	»
Matières albuminoïdes solubles dans l'eau. .	14.52	56,01	5,08	22,78	7,12	28,42	4,86	13,03	7,36	23,98	5,12	23,06	4,96	26,70	»	»	2,60	11,60		13,02
Extrait éthéré (matières grasses).	4.84	18,67	3,53	15,82	1,97	7,86	15,96	42,78	4,94	16,10	2,34	10,54	1,26	6,78	»	»	8,00	35,71	»	»
Matières extractives. .	1,53	5,92	3,13	14,03	3,85	15,36	7,05	18,63	3,40	11,08	4,90	22,07	2,47	13,30	3	9,60	»	»	0,85	3,75
Azote dégagé par NaBrO (en urée).	traces		0,12	0,53	0,071	0,283	0,026	0,069	0,21	0,68	0,16	0,72	0,025	0,134	»	»	»	»	»	»
Iode.	0,048	0.185	»	»	»	»	»	»	»	»	»	»	»	»	»	»	»	»	»	»
Fer.	»	»	»	»	0,058	0,230	»	»	0,020	0,065	»	»	»	»	»	»	»	»	»	»

Enfin, tous ces résultats sont comparables à ceux qui ont été publiés par différents auteurs sur la composition des viandes du bœuf, du veau et des mammifères en général. Il y a lieu cependant de faire une réserve pour les matières albuminoïdes solubles dans l'eau, car leur poids est presque toujours plus élevé dans les glandes que dans le tissu musculaire.

TROISIÈME PARTIE

Ferments.

I

Oxydases et anaeroxydases.

Tous les organes contiennent des ferments engendrés par le protoplasma et possédant des propriétés diverses ; les uns, comme l'amylase, transforment l'amidon en maltose, ils peuvent se trouver dans la plupart des cellules animales ; certains, comme les sucrases ou invertines, dédoublent le sucre de canne en glucose et lévulose, tandis que la lactase donne de la glucose et du galactose lorsqu'elle est en présence du sucre de lait. On rencontre aussi dans certains d'entre eux des ferments capables de décomposer les matières albuminoïdes en produits plus simples et généralement dialysables. C'est ainsi que la pepsine sécrétée par les glandes gastriques est un ferment qui, en milieu acide, dédouble les albumines en albumoses et peptones ; la trypsine du pancréas, que l'on peut rencontrer aussi bien chez certains champignons que chez les animaux, peptonise les albuminoïdes en liqueurs neutres ou alcalines. Une autre classe de ferments hydratants comprend ceux qui sont aptes à saponifier les corps gras et les éthers ; on les trouve dans le pancréas, dans le sang et par suite en petite quantité dans les organes non lavés. On connaît enfin des ferments coagulants, des enzymes hydratant l'urée pour la transformer en carbonate d'ammoniaqne et dans le règne végétal surtout, des ferments oxydants et d'autres réducteurs; ces derniers ayant été récemment étudiés par MM. Abelous et Gérard.

Je n'ai retenu que les ferments oxydants et les anaeroxydases recherchés et signalés dans le règne animal, car les autres sont suffisamment connus, comme ceux du pancréas, ou bien ne se rencontrent guère qu'à l'état de traces dans les organes que j'ai examinés.

Les agents oxydants ou oxydases, pour employer la terminologie actuelle, sont en réalité les substances que Schönbein a désignées il y a longtemps sous le nom de substances excitatrices de l'oxygène (Sauerstofferreger); elles peuvent produire, au contact de l'air, l'oxydation de certains composés, en donnant naissance à des colorations plus ou moins caractéristiques. Elles déterminent le bleuissement de la teinture fraîche de résine de gaïac et donnent avec le gaïacol une teinte rouge grenat. D'après M. Bourquelot, les substances oxydantes capables de provoquer les réactions colorées dont je viens de parler sont nombreuses; elles ont été rangées par lui en quatre catégories principales, indispensables à connaître afin d'éviter les confusions et les erreurs qui se sont glissées quelquefois dans les recherches de ce genre.

Le premier groupe comprend l'ozone. Si on plonge une bande de papier imprégné de teinture de résine de gaïac dans l'atmosphère d'un flacon contenant un peu d'eau et des bâtons de phosphore, ce papier ne tarde pas à se colorer en bleu, par suite de l'oxydation de l'acide gaïaconique de la résine par l'ozone qui s'est formé dans les conditions de l'expérience. Schönbein a déjà montré que certains sucs végétaux peuvent retenir l'ozone et donner une réaction semblable qui n'existe plus après ébullition du liquide. La perte par la chaleur d'une telle propriété oxydante n'est donc pas suffisante pour caractériser une oxydase.

Le second groupe comprend les ozonides ou porte-ozone. Telle est la quinone, dont la solution aqueuse bleuit la teinture de gaïac, donne une teinte rouge grenat avec le gaïacol et bleue violacée avec le naphtol, etc.

Si maintenant cette solution est additionnée de liquides

organiques, notamment ceux qui renferment des matières albuminoïdes, le lait par exemple, leurs propriétés oxydantes disparaissent lentement à froid et instantanément à l'ébullition. Ces solutions de quinones dans les milieux organiques se comportent donc comme un grand nombre de macérations fraîches de plantes. Si on se contente de constater une réaction colorée qui ne se produit plus après l'action de la chaleur, on pourra encore se trouver en présenee d'ozonides analogues à la quinone et non de véritables oxydases.

Les substances rangées dans la troisième catégorie de M. Bourquelot sont oxydantes par l'oxygène de l'air auquel elles communiquent une activité chimique qui lui permet d'oxyder certaines substances mises en présence, réactions que l'air seul n'aurait pu produire sans l'intervention de l'oxydase. Dans ce cas, et c'est là le caractère essentiel de ces substances, il y a toujours absorption d'oxygène lorsqu'on ajoute au liquide qui les contient des composés oxydables sous leur influence.

Cette absorption d'oxygène peut être révélée par des mesures et une expérimentation particulière ou plus simplement par ce fait que la réaction ayant lieu toujours aux dépens de l'oxygène de l'air, les produits colorés, lorsqu'il doit s'en former, se font au début toujours à la surface des liquides.

Enfin il existe une dernière classe de substances dont l'action oxydante n'est observée qu'en présence de l'eau oxygénée. Elles possèdent la propriété de décomposer ce dernier corps de telle sorte qu'une partie de l'oxygène mis en liberté peut se fixer sur les matières oxydables.

Schönbein a montré que ces agents sont très répandus dans les graines et le règne végétal, mais on les rencontre aussi plus ou moins actifs dans les organes animaux et dans le sang. Elles perdent leurs propriétés après ébullition, c'est-à-dire au voisinage de 100° et le plus souvent à une température un peu plus élevée entre 110 et 120°. Tous ces corps oxydants avaient été étudiés ou entrevus par Schönbein dont les premiers travaux datent de 1857. Ses importantes découvertes sur ce sujet furent sans doute incomprises à son époque ou passèrent à peu près inaperçues, car il fallut attendre les travaux de MM. Bourquelot et Bertrand sur la même question pour en comprendre l'importance, et, récemment encore, Schäer, élève de Schönbein, dut reprendre dans leur ensemble les recherches de son maître afin d'en établir la chronologie et d'en faire ressortir toute la valeur. Toutefois, il semble que les contemporains ont seuls mis en lumière le caractère essentiel des oxydases, c'est-à-dire l'absorption d'oxygène et la production consécutive d'acide carbonique.

MM. Bourquelot et Bertrand les ont retrouvées dans les champignons et beaucoup d'autres végétaux; l'un d'eux, à propos de la laccase, a signalé la propriété intéressante du manganèse dans les oxydations provoquées par ces ferments. Il a fait voir que ce métal, qui n'existe cependant qu'en très petite quantité chez les végétaux, paraît être l'agent réellement actif des oxydases, celui qui fonctionne comme activeur et convoyeur de l'oxygène; son rôle de co-ferment serait analogue à celui que jouent le calcium dans la pectase, ou l'acide dans la digestion pepsique.

D'après cela, l'auteur conçoit les oxydases comme des combinaisons spéciales du manganèse dans lesquelles le radical acide, sans doute de nature protéique et variable suivant le ferment considéré, aurait juste l'affinité nécessaire pour maintenir le métal en dissolution, c'est-à-dire sous la forme la plus propice au rôle qu'il doit remplir. Quoi qu'il en soit, ce métal semble pouvoir être remplacé dans certains cas par le fer, car j'ai trouvé chez certains végétaux, la feuille d'aconit en particulier, des oxydases assez actives qui ne contenaient pour ainsi dire pas de manganèse, mais au contraire une notable proportion de fer.

On verra plus loin que ce dernier métal pourrait bien être l'agent actif des substances oxydantes du règne animal, puisque c'est lui surtout qu'on y rencontre.

Ces ferments oxydants sont, comme la plupart des enzymes, solubles dans l'eau, précipitables par l'alcool, détruits par la chaleur et non dialysables. Leurs propriétés chimiques signalées plus haut permettent également de les caractériser; je rappelle que les deux principales sont :

1° Un pouvoir oxydant qui doit se manifester en présence de l'oxygène gazeux ou dissous, mais libre;

2° Cette action oxydante est toujours accompagnée d'une absorption d'oxygène.

MM. Abelous et Biarnès ont signalé de telles substances dans les organes et les tissus animaux, notamment chez les crustacés et les mammifères. Ces auteurs ont soumis les organes lavés (rate par exemple) ou la fibrine (veau, porc) à la digestion artificielle en présence de la papaïne; le résidu inattaqué colorait la teinture de gaïac. Ce même résidu, repris par une solution de nitrate de potasse à 8 pour 100 à la température de 40° pendant quelques jours, leur a donné un filtrat qui bleuit également d'une manière intense la teinture de résine de gaïac.

La même liqueur étendue d'eau et traitée par un courant d'acide carbonique ou saturée de sulfate de magnésie donnant un précipité actif sur le gaïac, ils en conclurent que l'oxydase en question était une globuline.

Portier a étudié, lui aussi, les oxydases dans la série animale, ses expériences portèrent principalement sur la fibrine lavée et débarrassée des globules rouges. Elle était ensuite attaquée par le suc gastrique artificiel, par la trypsine en milieu neutre et en présence du fluorure de sodium ajouté à la dose de 2 pour 100, ou enfin simplement mise en macération à la température de 40° dans une solution fluorée. A l'exception de la digestion gastrique tous les filtrats étaient actifs dès le lendemain, sur la teinture de gaïac

Cette propriété disparaissait à l'ébullition ou au contact de l'air après quelques heures, à l'étuve l'activité diminuait également de jour en jour.

M. Portier institua sur le sang différentes expériences qui, avec les précédentes, l'amenèrent à conclure que les globulines ne sont pas oxydantes pas plus que le stroma du globule rouge. Pour lui, l'oxydase serait localisée dans le leucocyte; la fibrine n'en étant jamais totalement débarrassée, on s'expliquerait ainsi qu'elle puisse fournir des liqueurs actives vis-à-vis du gaïac. Cette oxydase pourrait être extraite par macération des leucocytes dans l'eau chloroformée ou fluorée à 2 pour 100 ou mieux par la digestion au moyen de la trypsine; l'auteur pense enfin qu'elle n'existe pas chez l'animal vivant, elle semblerait plutôt provenir de la destruction spontanée des leucocytes.

Bach, Röhmann et Spitzer étudièrent aussi les matières oxydantes des tissus animaux. Les deux derniers utilisèrent, pour les caractériser, la synthèse d'une matière colorante dont la formation exige une oxydation. Ainsi, une liqueur composée d'une molécule d'α naphtol, d'une molécule de paraphénylènediamine et de trois molécules de soude, en solution très étendue, ne se colore en bleu, puis en violet qu'au bout d'un temps assez long, à la suite d'une oxydation lente provoquée par la soude; mais si on ajoute à la solution incolore une parcelle d'un organe frais, comme le foie privé de sang par le lavage, la coloration se produit en quelques minutes. Ce serait l'indice du pouvoir oxydant des organes.

En considérant les nombreux travaux suscités dans ces dernières années par les recherches de MM. Bourquelot et Bertrand, je croyais la question à peu près épuisée; mais, ainsi qu'on vient de le voir, la multiplicité des publications ne va pas toujours sans un certain nombre de faits contradictoires. En sorte qu'il était au moins utile d'en reprendre quelques-uns pour vérifier les résultats annoncés. Aujourd'hui, je n'ai pas à le regretter, car au cours de ces recherches j'ai rencontré plusieurs difficultés que je croyais élucidées et dont la solution m'a permis de découvrir des faits qui me paraissent intéressants.

J'ai donc répété sur tous les organes qui font l'objet de ce travail, les expériences de M. Abelous.

Les glandes ont été d'abord lavées pour les débarrasser du sang qu'elles contiennent, puis pulpées soigneusement et traitées par la papaïne ou la trypsine en milieu neutre à la température de 40°; après vingt-quatre heures, la liqueur était décantée et remplacée par une nouvelle solution du ferment digestif, au bout d'une période égale on recueillait le résidu insoluble qui était mis en macération soit dans le chlorure de sodium à 10 pour 100, ou l'azotate de potasse à 8 pour 100, toujours à la température de 40°. Après quelques jours, j'ai obtenu par filtration un liquide presque limpide qui a toujours été à peu près inactif sur la teinture fraîche de résine de gaïac. Le résultat est aussi négatif avec des macérations aqueuses, glycérinées ou chlorurées, filtrées ou simplement décantées et par conséquent un peu troubles. Si, dans les liqueurs chlorurées, on précipite les globulines par le sulfate de magnésie à saturation, on obtient un coagulum également inactif sur le gaïac ou le gaïacol.

Certains auteurs ayant constaté que les portions de tissu inattaquables par la papaïne et la trypsine renfermaient une oxydase, j'avais pensé que le ferment était plutôt fixé sur les nucléines, mais les recherches dirigées dans ce sens n'ont pas abouti; d'ailleurs les nucléo-albumines et les nucléines ne bleuissent point la teinture de gaïac sans l'intervention de l'eau oxygénée.

Enfin, comme on pourrait objecter que l'action des agents oxydants sur les réactifs est annihilée ou masquée par la présence des matières extractives réductrices, les macérations aqueuses et chlorurées ont été précipitées par 4 à 5 volumes d'alcool à 90°. Après quelque temps, le coagulum séparé du liquide était lavé à l'alcool faible (70°) pour enlever les sels et les matières extractives, puis égoutté et délayé dans l'eau chloroformée salée; mais, au bout de deux jours de contact à la température de 40°, le produit filtré est resté sans action sur les réactifs habituels des oxydases.

Ces agents ne paraissent donc pas exister en quantité appréciable dans les organes que j'ai étudiés.

Les réactions obtenues sont, en effet, extrêmement faibles, lentes à se produire et, surtout, il n'y a jamais eu la plus petite absorption d'oxygène lorsque les solutions fermentaires ont été mises en présence de corps oxydables tels que l'hydroquinone, la pyrocatéchine, etc. Il n'y a guère que les macérations nitrées qui puissent bleuir légèrement la teinture de gaïac, mais ce fait n'est point suffisant, car M. Abelous lui-même a signalé récemment dans les tissus animaux l'existence de ferments réducteurs des nitrates; or les nitrites bleuissent le gaïac.

Mais, si l'on ne trouve pas les véritables oxydases, par contre, en présence de l'eau oxygénée, les réactions indiquées au moyen de la teinture de gaïac, du gaïacol et des autres réactifs, sont toujours positives et le plus souvent fort intenses.

Dans ce cas, deux ordres de faits méritent d'être étudiés successivement :

1° La décomposition de l'eau oxygénée, qui se caractérise par un dégagement gazeux;

2° Les réactions oxydantes, qui peuvent avoir lieu simultanément.

II

Décomposition de l'eau oxygénée.

De tous les auteurs qui ont abordé ce problème, Jacobson, le premier, a déterminé les volumes d'oxygène mis en liberté par des macérés de pancréas et des solutions d'émulsine qu'il faisait agir sur l'eau oxygénée.

Pour cette étude, j'ai préparé des extraits organiques avec une partie de tissu pulpé et trois parties d'eau distillée thymolée ou un même volume de glycérine. Après un contact de douze heures, à la température ordinaire, je faisais réagir, dans un uréomètre à eau d'Yvon, deux centimètres cubes du liquide filtré sur deux centimètres cubes d'eau oxygénée parfaitement neutre et titrée chaque jour au moyen d'une solution de permanganate de potasse; le mélange était étendu d'une quantité d'eau distillée suffisante pour obtenir dans l'appareil un volume total de 15 centimètres cubes, de telle sorte que le liquide actif se trouvait toujours être au même degré de dilution.

Cette technique m'a servi également à déterminer l'influence exercée sur le dégagement d'oxygène par les alcalis et les acides. Dans ce cas, j'ai utilisé des solutions décinormales de potasse et d'acide chlorhydrique qui étaient ajoutées en quantités croissantes jusqu'au moment où toute réaction était supprimée.

Enfin, les volumes gazeux mesurés sur une solution saturée de chlorure de sodium pour éviter les pertes par dissolution de l'oxygène, ont été ramenés à la température de 0° et à la pression de 760 millimètres.

Dans le tableau qui suit, une colonne a été réservée pour exprimer le volume d'oxygène dégagé pour 100; les rapports ont été obtenus en prenant pour base le volume d'oxygène que peut abandonner l'eau oxygénée lorsqu'elle est mise en contact avec une solution acide de permanganate de potasse. Pour obtenir le titre de cette eau, on opère de la façon suivante :

Le produit commercial étant neutralisé exactement par la soude étendue, on en mesure 1 centimètre cube qui est acidifié fortement par l'acide chlorhydrique pur (5 cent. cubes), après avoir ajouté 10 à 15 centimètres cubes d'eau, on y verse, au moyen d'une pipette graduée de Gay-Lussac, une solution de permanganate de potassium (à 5 gr. 659 par litre) jusqu'à coloration rose persistante; le nombre de centimètres cubes employés pour obtenir ce résultat représente le volume d'oxygène mis en liberté et qui se trouvait combiné à H^2O.

Si on laisse de côté les ovaires, dont l'action est très faible, ces chiffres montrent que les extraits d'organes décomposent fortement l'eau oxygénée neutre, puisqu'ils peuvent dégager à peu près tout l'oxygène disponible, les moins énergiques mettant encore en liberté 85 pour 100 environ de ce gaz.

On remarque aussi que les extraits glycérinés sont un peu plus actifs que les macérations aqueuses du même organe. En outre, contrairement à ce qui a été publié par M. Abelous, on voit qu'à l'exception des extraits hépatiques, les acides et les alcalis peuvent empêcher la décomposition d'avoir lieu, la quantité minima nécessaire variant d'ailleurs avec les organes et le liquide extracteur; cependant on peut dire d'une manière générale qu'il faut de deux à quatre centimètres cubes d'acide chlorhydrique décinormal et de cinq à dix centimètres cubes de potasse également décinormale pour ne plus obtenir de dégagement gazeux appréciable. Dans les conditions de mes expériences, ces volumes représentent exactement 0 gr. 06 d'acide chlorhydrique et 0 gr. 27 de potasse pour 100.

On doit noter également que les agents capables de décomposer l'eau oxygénée sont beaucoup plus sensibles à l'action des acides qu'à celle des alcalis. Enfin, ces réactifs n'ont pas le pouvoir de rendre l'eau oxygénée plus stable, leur influence s'exerce plutôt sur les matières albuminoïdes des extraits, car

Tableau des volumes d'oxygène mis en liberté (exprimés en centimètres cubes).

ORGANE	NATURE DE LA MACÉRATION	MILIEU NEUTRE	OXYGÈNE DÉGAGÉ p. 100	ACIDE CHLORHYDRIQUE DÉCINORMAL						POTASSE DÉCINORMALE								MACÉRATION chauffée à 70°	MACÉRATION chauffée à l'ébullition.
				HCl 1/4 cc. 0,006 0/0	1/2 cc. 0,012 0/0	1 cc. 0,024 0/0	2 cc. 0,048 0/0	3 cc. 0,072 0/0	4 cc. 0,096 0/0	KO 1 cc. 0,037 0/0	2 cc. 0,074 0/0	3 cc. 0,111 0/0	4 cc. 0,148 0/0	5 cc. 0,185 0/0	6 cc. 0,222 0/0	10 cc. 0,370 0/0	20 cc. 0,740 0/0		
Thyroïde (mouton).	aqueuse	14	88,63	13	12	5	0	»	»	13	11,6	0	»	»	»	»	»	0	0
	glycérinée	14,6	92,40	12	10	3,8	0	»	»	9	7,6	2	0	»	»	»	»	0	0
Rate (bœuf)	aqueuse	16	100	14	12	9	2	0	»	16	16	5	2	0	»	»	»	9	trace
	glycérinée	15,8	98,75	13,9	11	8	0	»	»	14	12	3	1	0	»	»	»	10	trace
Capsules surrénales (mouton)	aqueuse	12,2	84,73	12,2	7	1	0	»	»	12,1	9,4	1	0	»	»	»	»	5	0
	glycérinée	13,3	92,36	11,9	8	1,6	0	»	»	12	10	1	0	»	»	»	»	6	0
Pancréas (veau)	aqueuse	12,2	84,72	12,2	7	1	0	»	»	12,6	9,4	1	0	»	»	»	»	3	0
	glycérinée	13	95,58	12	10	6	0	»	»	10,2	10,2	9	5	1,6	0	»	»	4	0
Foie (porc)	aqueuse	12,6	96,92	12	10	8	6	3	0	12,4	12,3	12,2	12,3	12,2	12	0	»	9	0
	glycérinée	15	97,40	14	12	7	3	2,4	0	15	15	15	15	15	14	9	1,6	5	0
Rein (mouton)	aqueuse	16,8	100	15	12	8	0	»	»	16	16,2	10	5	0	»	»	»	10,8	0
	glycérinée	16	95,24	14,7	10	7	0	»	»	15,6	13	10	4,8	0	»	»	»	8	0
Ovaire (brebis)	aqueuse	3,6	24,30	0	»	»	»	»	»	2	0	»	»	»	»	»	»	0	0

il faut laisser ces derniers en contact avec les alcalis ou les acides pour voir annihiler la décomposition; tandis que si on intervertit l'ordre et que l'on verse d'abord dans l'uréomètre l'alcali, par exemple, et l'eau oxygénée, puis en dernier lieu la macération organique, on observe encore un dégagement abondant d'oxygène.

Une température de 70° diminue notablement la quantité de gaz mis en liberté et l'ébullition fait perdre à peu près complètement cette propriété.

On pouvait se demander si ces extraits agissent par la masse assez élevée des matières albuminoïdes qu'ils renferment à la dose de 15 à 20 grammes par litre; je me suis assuré qu'il n'en est rien par les expériences suivantes :

Si on additionne ces macérations de trois à quatre volumes d'alcool à 90°, le coagulum formé étant repris par une quantité d'eau distillée égale à celle du macéré employé, on obtient une solution capable de catalyser encore fortement l'eau oxygénée et cependant elle ne renferme plus qu'une très faible proportion de matières albuminoïdes, environ 0 gr. 50 à 0 gr. 75 par litre. Or un dixième et même un vingtième de centimètre cube de ces dernières liqueurs peuvent dégager presque autant d'oxygène que deux centimètres cubes de la macération primitive.

Les organes qui, à cet égard, ont donné les liquides les plus actifs, après une ou deux précipitations alcooliques successives sont : le foie, la rate et le rein.

Le tableau suivant résume les principaux résultats obtenus avec deux centimètres cubes d'eau oxygénée.

ORGANES	2 cc. Macération primitive.	MACÉRATION AQUEUSE DU COAGULUM ALCOOLIQUE						
		2 cc.	1 cc.	1/5 cc.	1/10 cc.	1/25 cc.	1/50 cc.	1/100 cc.
Foie (porc). . . .	15	14	14	14	12,8	9,6	8,8	5,6
Rate (bœuf) . . .	16	16	15	10	6,2	4	1	0
Rein (mouton) . .	16	14,4	14,3	13,1	13,2	11,4	3,4	0,4

III

Réactions oxydantes.

Toutes ces macérations décomposent non seulement l'eau oxygénée, mais en présence de cette dernière elles bleuissent aussi la teinture de résine de gaïac et oxydent simultanément un grand nombre de corps appartenant à des fonctions différentes (phénols, composés phénoliques éthérés, amines aromatiques, etc.), pour donner des liqueurs ou des précipités diversement colorés. Ces réactions varient dans leur intensité suivant que le milieu est neutre, acide ou alcalin, comme M. Bourquelot l'a déjà indiqué à propos des oxydases.

Certains extraits, ceux de corps thyroïde, de rate, de capsules surrénales, de pancréas, d'ovaires, agissent instantanément sur les réactifs lorsqu'ils sont en présence d'une très petite quantité d'eau oxygénée; d'autres (foie et rein) ne sont pas immédiatement actifs et ne le deviennent que dans des conditions particulières qui seront examinées plus loin.

Les premiers donnent, avec la teinture fraîche de résine de gaïac (obtenue avec la portion de résine soluble dans le chloroforme), une magnifique coloration bleue, intense pour la rate, la thyroïde et les capsules surrénales surtout lorsqu'on se sert de macérations glycérinées. Le phénomène est moins énergique avec les autres.

Si on prend le phénol ordinaire (C^6H^5,OH) en solution aqueuse à 2 pour 100, employé à volumes égaux avec le liquide organique et quelques gouttes d'eau oxygénée neutre, il se produit une oxydation faible qui devient plus intense lorsqu'on alcalinise le milieu par addition d'un dixième de son volume d'une dissolution de carbonate de soude au centième. Dans ce cas, on a après quelque temps (une demi-heure environ) un liquide et un précipité bruns. Les crésols réagissent de même; avec l'orthocrésol $\left(C^6H^4 \begin{matrix} CH^3 \ (1) \\ OH \ (2) \end{matrix}\right)$ à 2 pour 100, il se forme une coloration brune et un précipité floconneux peu abondant.

Le paracrésol $\left(C^6H^4 \begin{smallmatrix} CH^3 & (1) \\ OH & (4) \end{smallmatrix}\right)$ donne naissance à une teinte jaune sale.

Le thymol $C^6H^3 \begin{smallmatrix} CH^3 & (1) \\ C^3H^7 & (4) \\ OH & (3) \end{smallmatrix}$, en liqueur aqueuse alcoolisée, prend une teinte rose si le milieu est neutre ; la réaction est moins intense avec un peu d'acidité, elle est au contraire plus forte en milieu légèrement alcalinisé. Les diphénols sont également oxydés par les macérations organiques en présence de l'eau oxygénée. C'est ainsi qu'avec la résorcine on obtient un précipité brun après quelques minutes, en milieu faiblement alcalin on a seulement une coloration. En présence de l'hydroquinone, des réactions analogues prennent naissance.

La pyrocatéchine est oxydée beaucoup plus facilement; il se forme presque instantanément en liqueur neutre une belle coloration rouge bordeaux qui s'accentue après quelques minutes et devient rouge grenat. Lorsqu'on fait l'expérience avec le gaïacol (éther monométhylique de la pyrocatéchine) en solution aqueuse au centième, on obtient, surtout avec la rate et la thyroïde, une teinte d'abord rouge orange, puis rouge grenat plus ou moins foncé et après quelque temps on observe au fond du tube la formation d'un précipité de même couleur. L'oxydation marche encore en présence des alcalis ajoutés en petite quantité, mais elle est surtout très marquée lorsqu'on acidule avec l'acide acétique. Quant au précipité rouge, produit ultime de l'oxydation du gaïacol, il est complètement soluble dans l'éther. Des phénomènes de même ordre s'observent avec le vératrol (éther diméthylique de la pyrocatéchine) et l'acétylgaïacol.

On voit donc que la pyrocatéchine et ses éthers donnent des réactions colorées, sinon semblables, tout au moins très voisines.

Enfin, l'aniline et la toluidine produisent des matières colorantes allant du jaune sale jusqu'au jaune brun, attestant ainsi que les amines aromatiques elles-mêmes peuvent être oxydées ou notablement transformées par le pouvoir oxydant de macérations organiques que l'on fait agir en même temps que l'eau oxygénée.

J'ai dit plus haut que ces diverses productions colorées n'ont pas lieu d'emblée pour tous les extraits organiques; avec les macérés de foie et de rein, on observe qu'après y avoir mélangé quelques gouttes d'eau oxygénée, il ne se produit pas d'abord de coloration, bien que le bioxyde d'hydrogène soit décomposé. Mais, si on ajoute un grand excès de ce dernier (trois ou quatre fois le volume du macéré), on voit apparaître la coloration bleue du gaïac oxydé, ou la teinte rouge grenat du gaïacol. Ces colorations se produisent au contraire immédiatement quand les liquides organiques (foie et rein) ont été portés pendant quelques minutes à la température de 70° et filtrés. Il semble donc que par ce moyen on élimine des matières réductrices ou peut-être plus avides d'oxygène que les réactifs indicateurs. Lorsqu'on dépasse cette limite et qu'on maintient le liquide à la température de 85° par exemple, il conserve bien la propriété de décomposer l'eau oxygénée, mais on n'observe plus l'oxydation des réactifs ajoutés simultanément.

Si, maintenant, ces mêmes extraits (foie, rate, thyroïde, rein, etc.), chauffés ou non à 70°, sont additionnés de trois ou quatre volumes d'alcool à 90°, les coagulums formés étant repris par l'eau, on obtient, ainsi que je l'ai déjà dit, des solutions capables de décomposer énergiquement l'eau oxygénée, mais elles ne déterminent plus l'oxydation des agents qui servent de réactifs, excepté cependant le gaïac qu'elles bleuissent encore très faiblement. Dans ces manipulations, le principe oxydant est plutôt détruit qu'entraîné par l'alcool, car les liqueurs séparées des coagulums n'ont aucune action sur la teinture de résine de gaïac, le gaïacol ou ses dérivés.

On observe des faits absolument comparables avec l'hémoglobine cristallisée qui n'a pas subi l'action de la chaleur. Une solution d'hémoglobine, même très étendue (au 1/100e), donne lieu en présence de l'eau oxygénée à des réactions oxydantes assez énergiques; le gaïac vire au bleu très foncé, le gaïacol et ses dérivés donnent un rouge grenat qui passe bientôt au brun. Cependant, ces mêmes solutions décomposent faiblement le bioxyde d'hydrogène, c'est ainsi qu'avec 2 centimètres cubes de ce dernier et 5 ou même 10 centimètres cubes d'hémoglobine au centième on n'observe pas de dégagement gazeux appréciable dans l'uréomètre. Pour obtenir un peu d'oxygène il faut employer une dissolution d'hémoglobine à 5 pour 100 et même, dans ces conditions, 2 centimètres cubes d'eau oxygénée n'abandonnent que 5 centimètres cubes de gaz, soit 30 pour 100 seulement de ce qu'ils pourraient dégager.

Ces faits, que personne ne semble avoir signalés nettement, me permettent de conclure qu'il existe dans l'organisme animal probablement deux sortes de ferments, les uns décomposant ou catalysant l'eau oxygénée et d'autres pouvant faire naître une réaction semblable et produire en même temps des oxydations spéciales mises en évidence par les réactions colorées du gaïac, du gaïacol, de ses dérivés, etc.

Ces deux catégories d'agents peuvent d'ailleurs être différenciées et reconnues : 1° par l'emploi d'une température convenable, les premiers résistant mieux à la chaleur; 2° au moyen de l'alcool qui détruit le pouvoir oxydant et respecte l'action décomposante vis-à-vis de l'eau oxygénée.

Des réactions du même ordre que celles qui viennent d'être étudiées peuvent se produire *in vitro* dans certains tissus comme les capsules surrénales.

Dans l'étude chimique de cette glande, j'ai dit un mot de la coloration rouge prise au contact de l'air ou sous l'influence des corps oxydants, par le chromogène contenu dans les cellules polyédriques de la substance médullaire. Il était intéressant d'expliquer le fait lorsque l'air intervient seul et il me semble qu'on ne peut guère s'en rendre compte qu'à l'aide de l'une des trois hypothèses suivantes :

1° Cette coloration est due à l'influence de l'air seul;

2° A la présence d'une oxydase qui fixerait l'oxygène sur le chromogène;

3° A l'action de l'oxygène de l'air et d'une anaéroxydase (ferment indirect) capable de catalyser l'eau oxygénée.

Il résulte d'un grand nombre d'essais que la première cause ne peut être invoquée, car, après avoir isolé le chromogène des matières albuminoïdes, on constate que l'air seul peut le faire virer au violet et non au rouge.

Pour étudier la seconde hypothèse, 250 grammes de capsules

surrénales fraîches (mouton ou bœuf) ont été rapidement pulpés et jetés dans 500 grammes d'alcool à 90° bouillant, en prolongeant l'ébullition pendant une demi-heure environ. Le liquide était ensuite décanté et remplacé par une égale quantité d'alcool qui était également porté à l'ébullition. Enfin le marc séparé du liquide a été épuisé par l'eau bouillante. J'ai obtenu ainsi deux liqueurs teintées en jaune un peu brun : la première, alcoolique, renfermant presque tout le chromogène sans albuminoïdes ; la seconde, aqueuse, contenant aussi un peu de chromogène avec les sels et les matières extractives insolubles dans l'alcool fort.

Toutes les deux possèdent en effet les réactions de ce chromogène, elles verdissent par le perchlorure de fer, la teinte virant au violet après addition de carbonate de soude; elles passent au rouge sous l'influence de la tyrosinase, de la teinture d'iode et des autres oxydants dont j'ai déjà parlé au chapitre de la chimie. Mais ces liqueurs alcooliques ou aqueuses n'ont plus la propriété de la macération capsulaire, c'est-à-dire qu'elles ne rougissent plus au contact de l'air quel que soit le temps pendant lequel on prolonge l'exposition. Les solutions ayant été portées à une assez haute température en présence de l'alcool, il semblerait résulter de ces faits que le chromogène ne peut seul s'oxyder à l'air et que la coloration rouge doit prendre naissance par l'intermédiaire d'une action diastasique. Il restait donc à caractériser l'existence d'une oxydase, malheureusement les recherches poursuivies dans ce but n'ont donné que des résultats négatifs. Je suis arrivé, il est vrai, à isoler un principe bleuissant très légèrement la teinture de gaïac, mais sans action appréciable sur les autres réactifs des oxydases ou sur la tyrosine et surtout absolument incapable de produire une absorption d'oxygène, même faible, ou d'oxyder le chromogène de la glande. La troisième hypothèse, paraissant la seule possible, mérite d'être étudiée avec quelques détails.

Si on ne trouve pas d'oxydase dans les capsules, on y rencontre au contraire, comme dans les autres organes, des matières albuminoïdes qui exercent une action énergique sur le système « gaïac + H^2O^2 » qu'elles bleuissent fortement, surtout en milieu légèrement acide. De plus, le mélange d'une solution de chromogène avec une petite quantité de ces anaeroxydases et quelques centimètres cubes d'eau oxygénée prend une teinte rose qui s'accentue de plus en plus et devient rouge; à ce moment la couleur du liquide est tout à fait comparable à celle que les agents oxydants, comme l'iode, le permanganate de potasse ou la quinone, font naître lorsqu'ils réagissent sur le chromogène. Il est dès lors permis de supposer qu'une action du même genre doit avoir lieu dans le suc des capsules surrénales exposé à l'air.

On sait en effet que beaucoup de substances organiques sont capables de modifier les propriétés chimiques de l'oxygène de l'air et peuvent engendrer de petites quantités d'eau oxygénée ou de peroxydes analogues. Richardson a montré qu'il s'engendre de l'eau oxygénée toutes les fois que l'urine fraîche est exposée au soleil en présence de l'air; le peroxyde formé est stable lorsque l'urine a été stérilisée, mais il est rapidement détruit lorsque la liqueur renferme des micro-organismes.

Dans le cas qui m'occupe, on ne peut évidemment songer à déceler le bioxyde d'hydrogène puisque les macérations organiques renferment des substances capables de le catalyser au fur et à mesure de sa formation; mais il est possible de retrouver la trace de son existence en caractérisant les peroxydes auxquels il a pu donner naissance en se décomposant. C'est à ce résultat que je crois être parvenu en m'aidant d'un réactif très sensible indiqué autrefois par Schönbein et qui n'est autre que du carmin d'indigo décoloré par le persulfure d'hydrogène. Celui que j'ai utilisé avait la composition suivante :

Eau distillée	50 centimètres cubes.
Solution de carmin d'indigo au 1/20.	X gouttes.
Acide chlorhydrique pur.	X —
Solution de polysulfure de potassium au 1/4.	q. s. pour décolorer.

De préférence, il faut faire agir la liqueur que l'on veut étudier sur un ou deux centimètres cubes de ce réactif dilué dans quatre ou cinq volumes d'eau distillée bouillie. Convenablement préparé et seulement au moment du besoin, l'indigo décoloré est ramené au bleu par une trace de corps oxydants, de peroxydes tels que l'acide chromique, le bioxyde de manganèse, l'oxyde puce, le perchlorure de fer, l'eau oxygénée additionnée d'une très petite proportion de sulfate ferreux exempt de sesquioxyde. Pour être caractéristique, la coloration bleue doit apparaître immédiatement, car le réactif, en laissant déposer du soufre, peut bleuir seul lorsqu'il reste exposé à l'air pendant quelque temps.

Or, les macérations de capsules surrénales (de bœuf ou de mouton), dans l'eau simple ou en présence de sels neutres ($NaCl$, $(AH^4)^2SO^4$) donnent la réaction des peroxydes, surtout lorsqu'elles sont restées quelques jours à la lumière dans des flacons incomplètement remplis et à la condition de ne pas avoir été soumises à l'ébullition. Il est à peine besoin d'ajouter que des dissolutions des mêmes sels, placées dans des conditions identiques, n'ont jamais exercé une action semblable sur l'indigo décoloré.

Il semble donc que la coloration rouge formée dans le tissu ou le suc des capsules surrénales lorsqu'ils sont exposés à l'air, n'est pas due seulement à l'action de l'oxygène puisque dans ces conditions le chromogène ne prendrait qu'une teinte violette; il faut plutôt rechercher la cause de ce fait dans une réaction plus complexe et admettre qu'il y a formation d'eau oxygénée et décomposition ultérieure de celle-ci en même temps qu'une oxydation prend naissance pour faire virer le chromogène à la couleur rouge. Ce serait alors un phénomène tout à fait comparable à ceux que l'on peut déterminer au moyen d'un macéré d'organe et de quelques gouttes d'eau oxygénée.

IV

Causes de ces réactions oxydantes et nature des anaeroxydases.

Comment se produisent ces oxydations provoquées par les ferments indirects, doit-on les attribuer aux propriétés oxydantes spéciales qui seraient conférées à l'oxygène mis en liberté lorsque ces agents sont en contact avec l'eau oxygénée? Telle est la question qu'il me reste à examiner. Pour la résoudre il suffisait de faire barboter l'oxygène, ainsi déplacé, dans les réactifs tels que la teinture de gaïac étendue d'eau ou une solution de gaïacol; les mêmes expériences furent également reproduites en ajoutant un peu d'eau oxygénée aux liqueurs précédentes. Or, dans aucun cas, les bulles gazeuses ne produisirent de coloration appréciable quelque prolongé qu'ait été le dégagement d'oxygène. Il est donc bien évident que les phénomènes d'oxydation déterminés par les anaeroxydases, lorsqu'elles se trouvent mélangées à l'eau oxygénée, ne sont pas le fait de l'oxygène rendu libre ; ils sont dus sans doute à l'action simultanée du ferment et de l'eau oxygénée. Dans ce cas l'un ne pourrait agir sans le secours de l'autre et il se passerait ainsi un fait analogue à la digestion peptique qui ne peut avoir lieu sans la présence de l'acide chlorhydrique, à la fermentation indigotique dans laquelle le ferment oxydant ne peut agir sans l'intervention d'une base soluble ou insoluble, etc. D'ailleurs, la nature de ces matières albuminoïdes peut aussi éclairer la manière de concevoir leur mode de fonctionnement.

Ces agents, qui jouent le rôle d'oxydants à la condition de leur adjoindre l'eau oxygénée qui à elle seule n'agirait pas non plus, peuvent être rangés de par leurs propriétés dans la classe des ferments. Ils sont, en effet, solubles dans l'eau ou les solutions salines, insolubles dans l'alcool, non dialysables, détruits par la chaleur et ils produisent des réactions intenses, relativement à leur masse qui peut être extrêmement faible. C'est pourquoi M. Bourquelot les avait d'abord nommés « ferments indirects », depuis il leur a attribué le nom d'anaeroxydases; cette dernière appellation semble préférable à la première, car elle rend mieux compte de ce fait que les substances en question peuvent provoquer des oxydations même en l'absence de l'air, ce que les oxydases vraies sont incapables de faire. Maintenant, ces substances ont-elles quelque chose de particulier dans leur constitution? C'est ce que j'ai essayé de déterminer. Pour cela, les solutions organiques chauffées à 70° ou bien celles que l'on obtient par macération du coagulum alcoolique dans l'eau, ont été additionnées de quatre à cinq volumes d'alcool à 90°, le précipité formé a été recueilli et lavé à l'alcool faible (60°) pour enlever les sels minéraux. Le produit obtenu après deux précipitations successives du même genre était desséché à 100° et brûlé avec un mélange oxydant composé de carbonate de soude et d'azotate de soude purs; la masse obtenue étant dissoute dans l'eau distillée donne une liqueur contenant une notable quantité de phosphore à l'état d'acide orthophosphorique. Pour le foie, la rate et le rein les proportions de phosphore ont été trouvées égales à 1 gr. 49, 0 gr. 95 et 1 gr. 10 pour 100. De plus, on y rencontre aussi un poids très appréciable de fer; j'ai dosé dans le foie 0 gr. 020 de fer pour 100 grammes de tissus frais et dans la rate 0 gr. 058. Pour les organes peu actifs, comme les ovaires, ce métal ne s'y décèle qu'à l'état de traces; il est inutile d'ajouter qu'il s'agit du fer autre que celui qui est dû à la présence de l'hémoglobine. Or, les glandes contenant les anaeroxydases les plus actives paraissent être aussi celles qui contiennent le plus de fer; ce sont la rate d'abord et le foie ensuite [1]. Il semble donc que ces ferments sont des composés voisins sinon identiques aux nucléo-albumines, puisque le phosphore fait partie de leur composition; la présence du fer les rapproche de l'hémoglobine dont le pouvoir oxydant est également assez énergique en présence de l'eau oxygénée. En sorte qu'il est permis de supposer que dans ces ferments le fer joue un rôle analogue à celui que M. Bertrand attribue au manganèse contenu dans les oxydases du règne végétal. D'ailleurs, ce côté de la question paraît avoir été entrevu par Spitzer, qui a montré que la décomposition de l'eau oxygénée pouvait être attribuée à des corps nucléo-protéiques ferrugineux que l'on trouve dans les tissus.

Quelle est l'utilité de ces substances si intéressantes? peuvent-elles produire des oxydations dans l'organisme, ou doit-on supposer qu'elles concourent à un rôle de défense, comme on l'a prétendu pour les oxydases vraies? C'est là une question difficile à résoudre pour l'instant. Après ce qui a été dit

1. Voir thèse Guillemonat, Paris, 1896.

précédemment, il est évident que les anaeroxydases ne peuvent produire à elles seules des oxydations; néanmoins de telles réactions ne sont pas impossibles puisque l'organisme contient très probablement de l'eau oxygénée (d'après Schönbein), elles seraient même certaines si on pouvait démontrer la présence de cet agent. Malheureusement ce point paraît difficile à élucider; on a vu, en effet, que les tissus décomposeraient le bioxyde d'hydrogène au fur et à mesure de sa formation.

QUATRIÈME PARTIE

Pharmacologie.

La pharmacologie des produits organiques comprend :

1° Le choix et la préparation des animaux qui fournissent les glandes;

2° Les méthodes de préparation et surtout de conservation des médicaments organiques;

3° La forme sous laquelle l'organe doit être utilisé;

4° L'essai et la diagnose de ces médicaments.

I

On utilise presque toujours les animaux de grande taille, particulièrement les sujets d'abattoir; des considérations d'ordre économique, ou bien fondées sur l'expérience et l'observation, guident souvent le choix que l'on doit faire.

Le cheval étant fréquemment sacrifié pour cause d'âge ou de maladie n'est presque jamais utilisé. Le bœuf, le mouton, le veau et le porc lui sont toujours préférés. Pour la glande thyroïde on choisit le mouton, parce que chez cet animal elle est plus riche en iode que chez tout autre. Le veau et le mouton fournissent égalcment les capsules surrénales qu'ils ont à peu près toujours saines; l'ovaire est pris chez la brebis; le pancréas s'obtient du veau ou du porc. Ce dernier donne aussi son foie qui, d'après Gilbert et Carnot, jouirait à un haut degré de propriétés accumulatives et antitoxiques. Ces mêmes auteurs recommandent les animaux jeunes ou adultes à l'exclusion des vieux; on prend les uns ou les autres suivant la propriété recherchée. On sait, en effet, que les organes de l'adulte sont moins toxiques que chez le jeune; au contraire, le jeune serait plus antitoxique parce qu'il possède des tissus plus toxiques. C'est ainsi qu'il faut prendre le thymus, la thyroïde, les capsules surrénales sur des sujets jeunes.

L'idée de la préparation physiologique des animaux se retrouve chez les anciens pharmacologistes, ainsi que je l'ai montré dans la partie historique. Aujourd'hui, l'entraînement n'est plus tout à fait le même, les vertus recherchées étant elles-mêmes différentes.

Cette préparation, il faut bien le dire, n'est pas toujours commode à réaliser; on peut même avancer qu'en pratique il est difficile d'obtenir complètement les conditions voulues. On peut y arriver quelquefois avec les petits animaux de laboratoire, mais lorsqu'on doit recourir aux animaux de boucherie — et c'est le cas le plus fréquent — les conditions changent et ne coïncident pas toujours avec les intérêts du boucher.

J'en dirai cependant quelques mots que j'emprunte à l'excellente monographie de MM. Gilbert et Carnot. Cette préparation physiologique doit avoir pour but l'entraînement de la glande pour obtenir l'exaltation de sa fonction et de ses propriétés. C'est ainsi que les injections de glycose, de sels ammoniacaux, ont été essayées par les auteurs déjà cités pour accroître les fonctions glycogénique et uropoïétique du foie. Les glandes passant par des alternatives d'activité et de repos, on doit les extraire au moment où elles sont le plus chargées de principe actif; on admet généralement que le suc pancréatique d'un animal à jeun est inactif. En outre, lorsqu'une glande ne donne pas la sécrétion complètement active, il faut savoir la transformer artificiellement en sécrétion définitive; il en est ainsi pour les glandes digestives. Il y a dans le pancréas à l'état frais un corps soluble dans l'eau et dans la glycérine que l'on désigne sous le nom de zymogène ou proferment. Cette substance est incapable de digérer les matières albuminoïdes, mais elle donne lentement naissance à un ferment soluble propre au pancréas, c'est la trypsine. Ce zymogène semble se comporter comme une combinaison de trypsine et de matière albuminoïde, car les acides étendus, l'eau aidée de la chaleur, de l'alcool, transforment ce proferment inactif sur la fibrine en un ferment actif.

De même si on fait macérer la muqueuse gastrique bien lavée d'un mammifère adulte dans l'eau distillée, on obtient une liqueur qui ne possède pas la propriété de caséifier le lait; mais si l'on additionne cette liqueur de 1 pour 1000 d'acide chlorhydrique et si on neutralise quelque temps après par le carbonate de soude, on a un liquide capable de caséifier le lait. Arthus appelle zymogénèse cette transformation du zymogène en ferment définitif.

II

L'organe étant recueilli dans de bonnes conditions, il faut ensuite en assurer la conservation. Le moyen le plus simple est la dessiccation, c'était même le seul qui fût utilisé par les anciens pharmacologistes. Cette dessiccation doit être faite à une température relativement basse pour éviter la coagulation des matières albuminoïdes et l'altération des ferments; il ne faut donc jamais dépasser la température de 45 ou 50 degrés. Pour hâter l'opération qui, ainsi conduite, est toujours longue, les tissus sont divisés finement avec des instruments autant que possible aseptiques, puis on a recours au vide obtenu facilement soit avec une pompe spéciale, soit plus simplement avec une trompe à eau. Ce mode opératoire donne la glande complète. Lorsqu'on ne veut obtenir qu'un extrait partiel, liquide par exemple, on peut recourir à la stérilisation par la bougie, mais ce procédé a l'inconvénient de retenir une notable proportion des matières albuminoïdes. MM. Gilbert et Carnot ont imaginé un autre procédé qui consiste à mettre l'organe broyé en macération dans l'eau additionnée d'acide chlorhydrique jusqu'à réaction franchement acide; après plusieurs jours, on neutralise l'acide libre avec de la soude. Mais, dans ce cas, la dialyse devient nécessaire pour éliminer l'excès de chlorure de sodium formé.

J'ai indiqué aussi l'addition d'une petite quantité de formol pour empêcher l'altération des tissus pendant leur dessiccation, les propriétés des glandes ne paraissent pas influencées par cet antiseptique que l'on peut d'ailleurs éliminer par le vide et une légère élévation de température. Depuis j'ai pratiqué avantageusement un autre moyen qui sera décrit plus loin à propos des extraits partiels.

III

La forme thérapeutique la plus simple et la plus facile à obtenir avec les organes est la poudre totale. On vient de voir qu'elle se prépare par dessiccation de la pulpe glandulaire à une température voisine de 45° et ne dépassant pas 50 degrés. Cette pulpe peut être desséchée seule ou additionnée d'acide borique et mieux de sucre de lait; la présence de ce dernier favorise la conservation et surtout la pulvérisation du produit sec. Bien que la poudre totale fasse ingérer des tissus inutiles, elle est cependant préférée surtout quand on ignore exactement quel est le principe actif de l'organe. On peut obtenir également des extraits partiels au moyen des dissolvants neutres tels que l'eau, l'alcool, la glycérine, les solutions salines ou sucrées.

J'ai préparé les plus simples (extraits aqueux) en épuisant à plusieurs reprises la glande, réduite en pulpe fine, par vingt fois son poids d'eau distillée froide; après filtration les liquides étaient évaporés à 45° et dans un vide partiel. Pour effectuer les dosages relatifs à ces recherches, le résidu a été ensuite porté à l'étuve à 105° jusqu'à ce qu'on obtienne un poids constant. L'extrait sec total a été enfin repris par l'alcool à 80° afin d'évaluer la quantité de substances solubles dans ce véhicule. Cette seconde liqueur, évaporée après filtration, a donné un extrait que l'on peut vraisemblablement regarder comme un extrait alcoolique [1]. Cette forme n'est jamais employée, car elle a été regardée jusqu'à présent comme peu

1. Pour obtenir un véritable extrait alcoolique, il faudrait épuiser l'organe sec directement par l'alcool ; dans ce cas, le rendement est très faible et le produit ne possède qu'une action incertaine.

active; en effet, par ce moyen, on n'obtient qu'une partie des matières extractives, des traces de sels minéraux, mais pas du tout de substances albuminoïdes.

La glycérine épuise à peu près complètement les tissus et entraîne surtout les ferments, les extraits qu'elle fournit restent limpides après filtration; mais dès qu'ils sont étendus d'eau et mis à l'étuve, ils donnent des cultures où on retrouve fréquemment le staphylocoque. D'autre part, ces solutions glycérinées ne sont guère administrables que par la voie hypodermique, c'est pourquoi je les ai laissées de côté.

Avec les dissolutions salines, j'espérais épuiser plus facilement les tissus et surtout obtenir des globulines lorsque la porportion de chlorure de sodium est portée jusqu'à 10 pour 100; les essais poursuivis dans ce but n'ont pas permis de réaliser cette hypothèse.

Voici sous forme de tableau les rendements obtenus chez les différents organes avec tous ces véhicules, les résultats sont rapportés à 100 grammes de glande fraîche et desséchée.

Il ressort de ces essais que le chlorure de sodium à dose élevée (10 pour 100) ne favorise nullement la solubilisation des matières albuminoïdes; au contraire, cette liqueur fournit un rendement beaucoup plus faible en extrait, la défalcation du chlorure étant faite. La solution physiologique (7 pour 1000) et l'eau pure elle-même suffisent comme dissolvants dans la généralité des cas. L'eau est surtout indiquée pour le corps thyroïde auquel elle enlève 14,52 de matières albuminoïdes pour 100 grammes de tissu frais; ces albumines étant constituées par des corps iodés actifs.

Enfin, les solutions chlorurées ont encore l'inconvénient d'introduire dans les extraits un corps étranger dont la saveur très marquée peut être un obstacle pour l'absorption par la bouche.

On a vu précédemment que les liqueurs aqueuses provenant de l'épuisement des glandes devaient être concentrées dans le vide et à basse température; afin d'éviter les cultures microbiennes qui sont quelquefois la conséquence de la longueur de ces manipulations, j'ai eu recours au froid pour pratiquer en même temps la concentration rapide et la conservation

NATURE DE L'EXTRAIT	THYROÏDE (mouton)		RATE (bœuf)		CAPSULES SURRÉNALES (mouton)		PANCRÉAS (porc)		FOIE (porc)		REIN (mouton)		OVAIRES (brebis)	
	fraîche	sèche	fraîche	sèche	fraîches	sèches	frais	sec	frais	sec	frais	sec	frais	secs
Poudre totale.	25,92	100	25,05	100	22,30	100	37,30	100	0,68	100	22,20	100	18,57	100
Extrait aqueux.	18,48	71,29	10,80	43,10	9,04	40,53	16,25	43,56	15,20	49,54	10,24	46,12	7,36	39,62
Produits solubles dans alcool à 80°.	3,70	14,27	3,08	12,29	3,44	15,42	10,25	27,48	5,44	17,73	3,40	15,31	1,84	9.90
Extrait avec NaCl à 7 o/oo.	15,20	59,02	12,40	49.50	6,40	28,69	15,68	42,03	13,20	43,02	9,44	42,52	6,16	33,17
Extrait avec NaCl à 10 o/o.	9,18	35,41	5,20	20,75	7,00	31,39	15,80	42,35	8,44	27,50	6,72	30,27	3,16	17.01
Matières albuminoïdes solubles dans l'eau.	14,52	56 01	7,12	28,42	5,08	22,78	4,86	13,03	7,36	23,98	5,12	23,06	4,96	26,70
Matières albuminoïdes solubles dans NaCl à 7 o/oo.	13,36	51,54	9,20	36,72	3,84	17,21	4,08	10,93	6,68	21,77	5,52	24,86	3,92	21,10
Matières albuminoïdes solubles dans NaCl à 10 o/o.	7,28	28,09	1,92	7.66	3,60	16,14	3,80	10,18	1,84	5,99	2,00	9,00	0,80	4,30

des liquides. Ce procédé physique facilement applicable, supprimant l'intervention des agents conservateurs étrangers, m'a déjà donné des résultats très encourageants.

L'idée n'est pas absolument nouvelle, elle a été réalisée depuis longtemps et avec succès pour les extraits végétaux; c'est même ce qui m'a engagé à en faire l'application aux extraits organiques pour lesquels rien de semblable ne paraît avoir été publié jusqu'ici.

Je ne retracerai pas les expériences faites pour les extraits de plantes, cette question ayant été fort bien traitée par M. Adrian dans son étude historique sur les extraits pharmaceutiques, publiée en 1889, et aussi par Vée à la même époque; il me suffira de rappeler que dans cette méthode on met à profit la propriété qu'a l'eau en se congelant de se séparer des matériaux solides qu'elle tient en dissolution.

Ce principe énoncé, il me reste à indiquer le mode opératoire suivi et les résultats obtenus.

Une solution organique quelconque, préparée par macération à froid avec de l'eau chloroformée, est décantée après repos, puis versée dans un vase cylindrique en métal ou en verre que l'on maintient à une température de — 10° avec un mélange réfrigérant composé d'azotate d'ammoniaque, de chlorhydrate de la même base et d'eau. Lorsque le macéré est suffisamment chargé de principes solubles, une agitation continue empêche la formation d'un glaçon compact et l'on obtient une épaisse bouillie de petits cristaux de glace que l'on peut facilement séparer du liquide par essorage. Quand on a une petite quantité de matière, cette dernière opération peut être faite au moyen d'un appareil centrifugeur ou plus simplement dans un entonnoir muni d'une gaine réfrigérante, le tout étant adapté sur un flacon dans lequel on fait le vide avec une trompe à eau. Il s'écoule alors un liquide beaucoup plus concentré que le premier, mais devant presque toujours subir une nouvelle congélation pour éliminer encore une partie de l'eau. J'ai pratiqué cette seconde opération à une température plus basse, vers — 18°, avec un mélange de glace pilée, de chlorure de sodium et de chlorhydrate d'ammoniaque.

On pourrait avec avantage se servir d'acide sulfureux liquéfié. Lorsque la bouillie est formée, elle est essorée comme précédemment et on recueille ainsi un produit très riche en extrait sec, la glace n'ayant retenu que fort peu de principes solides. Voici d'ailleurs deux exemples qui montreront les résultats auxquels on peut facilement arriver par cette méthode.

150 grammes de glandes thyroïdes fraîches (de mouton), épuisées comme il a été dit, donnent après décantation 600 centimètres cubes de macéré ayant une densité égale à 1020; après la première congélation, l'essorage donne 320 centimètres cubes de liquide; ce dernier étant congelé de nouveau puis essoré, il reste 180 centimètres cubes d'extrait très dense (densité 1045), donnant 110 grammes de résidu sec par litre et contenant en tout 60 milligrammes d'iode. La glace éliminée dans ces deux manipulations donne après fusion une liqueur de très faible densité (1009) avec 24 grammes seulement d'extrait par litre et 19 milligrammes d'iode. Il y a de ce chef une légère perte, mais elle est facile à récupérer, puisqu'on peut utiliser ce liquide appauvri pour épuiser de nouvelles glandes.

Le foie de porc m'a donné les chiffres suivants :

Volume de la macération primitive. . .	250 cent. cubes.
Densité	1010 —
Extrait sec par litre	25 grammes.

Après une première congélation, l'essorage fournit :

Liquide	80 cent. cubes.
Densité	1022 —
Extrait sec par litre	51 grammes.

Une deuxième congélation suivie d'essorage laisse finalement :

Liquide	60 cent. cubes.
Densité	1031 —
Extrait sec par litre	65 grammes.

Je n'ai pas essayé une nouvelle congélation bien qu'elle fût encore possible, toutefois il faut savoir qu'elle devient plus difficile au fur et à mesure que le liquide s'enrichit en produits solubles; d'ailleurs les résultats obtenus sont déjà suffisants puisqu'on peut éliminer ainsi de 70 à 75 pour 100 d'eau et que les extraits peuvent ensuite être rapidement amenés à l'état sec dans le vide et sur l'acide sulfurique.

Ces extraits ne possèdent pas d'odeur désagréable, se conservent très longtemps et restent parfaitement attaquables par les ferments digestifs. Cette méthode offre donc les avantages suivants :

1° Elle permet de concentrer rapidement les macérations aqueuses d'organes;

2° Elle empêche l'altération des liquides pendant tout le temps que durent les manipulations;

3° Les extraits ainsi préparés conservent les propriétés caractéristiques de la glande qui les a fournis et sont exempts de substances étrangères, antiseptiques ou autres.

On peut aussi préparer avec les glandes des extraits sucrés ou plutôt des sirops. C'est une forme qui ne paraît pas avoir été employée jusqu'ici, elle est cependant facile à obtenir, très favorable à la conservation des propriétés de l'organe et se garde longtemps sans altération. Elle est surtout applicable au corps thyroïde qui se laisse complètement épuiser par l'eau, de ses principales substances actives, les matières albuminoïdes iodées.

Le mode opératoire que j'ai suivi a été le suivant : 175 grammes, par exemple, de glandes thyroïdes très fraîches, mondées et pulpées finement avec un peu de sucre pour faciliter l'opération, sont épuisées en plusieurs fois par macération et décantation au moyen de 975 centimètres cubes d'eau distillée sucrée. La pulpe qui reste comme résidu doit être à peu près décolorée et exempte d'iode; ce dont on s'assure ainsi qu'il a été dit au chapitre de la chimie. On fait ensuite avec le macéré un sirop à froid en ajoutant une quantité suffisante de sucre pour obtenir 2000 centimètres cubes de sirop; lorsque la solution est complète, on filtre sur du papier et en lieu frais. On a ainsi un sirop légèrement rougi par la présence de l'hémoglobine et qui, une fois mis dans des flacons propres, secs et même stérilisés, peut se conserver de longs mois sans altération. J'en ai ainsi gardé datant d'une année et qui avait conservé toutes les propriétés de la glande thyroïde. Je m'en suis d'ailleurs assuré en instituant sur un lapin les expériences suivantes :

L'animal pesant 2 k. 380 a reçu tous les jours une ration alimentaire établie pour son poids; elle se composait de 120 grammes de choux, 50 grammes de carottes et 15 grammes sirop de sucre. Au bout de deux jours, le lapin ne pesant plus que 2162 grammes, son régime fut porté à 150 grammes de choux, 80 grammes de carottes et 15 grammes sirop simple; dans ces conditions le poids corporel resta à peu près stationnaire pendant cinq jours. Les pesées journalières furent successivement 2150 grammes, 2150 grammes, 2160 grammes, 2130 grammes et 2160 grammes.

Dès lors, le régime alimentaire resta absolument le même mais les 15 grammes de sirop de sucre furent remplacés par le même poids de sirop thyroïdien, ce qui équivaut sensiblement à une demi-glande, c'est-à-dire un lobe du poids moyen de 1 gr. 20. Pendant tout le cours de ce traitement, l'animal maigrit en passant par les poids de 1900, 1870, 1800 et 1700 grammes. Cette expérience me paraît suffisamment concluante et démontre bien que la forme de sirop est applicable au corps thyroïde dont elle conserve les propriétés thérapeutiques; les matières albuminoïdes et les ferments ne subissant jamais l'action de la chaleur on ne risque pas de les altérer par coagulation.

Enfin MM. Gilbert et Carnot soumirent à l'expérimentation des produits qui ne constituent pas à proprement parler des extraits puisqu'ils sont obtenus en solubilisant les matières albuminoïdes des organes par la digestion artificielle, soit au moyen de la pepsnie comme Baumann, soit avec la pancréatine comme Catillon, soit par la papaïne ainsi que Dastre et Floresco. Tous ces produits restent solubles même après qu'ils ont été ramenés en consistance d'extraits.

IV

En ce qui concerne l'essai et la diagnose de ces diverses préparations, on pourrait utilement mettre à profit les renseignements fournis par les analyses chimiques et l'étude des ferments. Il serait facile, par quelques dosages, comme ceux de l'azote total, des matériaux organiques et minéraux d'apprécier la composition du produit examiné. Pour la glande thyroïde on aura surtout recours au dosage de l'iode. L'action sur l'eau oxygénée et l'emploi simultané du gaïac ou du gaïacol permettront également de savoir si les ferments ont conservé intactes leurs propriétés catalysantes et oxydantes et feront connaître, en un mot, si l'organe a été desséché à une température basse. Convenablement préparés, les tissus pulvérisés conservent encore pendant longtemps la propriété de décomposer l'eau oxygénée et d'oxyder les réactifs propres à caractériser les anaeroxydases.

Les préparations de pancréas seront étudiées au triple point de vue de leur action sur les féculents, les matières albuminoïdes et les graisses. Voici, à titre d'exemple, les résultats obtenus avec une poudre pancréatique (veau) préparée à 45° environ. Tous les essais ont été faits avec une macération de 2 gr. 50 de poudre dans 25 centimètres cubes d'eau froide. prolongée pendant vingt-quatre heures.

1° Ferment protéolytique :

a. Lait de vache[1] . . . . 100 cent. cubes.
Macération pancréatique. . . . . . . 1 cm^3 —

Après une heure de séjour dans l'étuve à 40°, le liquide se coagule encore par l'addition d'acide acétique, l'examen polarimétrique indique une déviation de 12 divisions, un échantillon témoin sans pancréas donnait une déviation de 25 divisions et demie.

b. Lait de vache. . . . . 100 cent. cubes.
Macération pancréatique. . . . . . . 2 cm^3 1/2.

1. Ce lait contenait 30 grammes de caséine par litre.

Même séjour dans l'étuve. On n'observe plus de coagulation par les acides et la déviation au polarimètre est seulement de 1 division et demie ; ce qui indique que la peptonisation est complète.

2° Ferment amylolytique :

a. Empois d'amidon . . . . 50 grammes.
Macération pancréatique. . . . . . . 1/2 cent. cube.

Au bout de deux heures à 40°, l'empois est complètement fluidifié et réduit franchement la liqueur de Fehling.

b. Empois d'amidon à 6 o/o. . . . . . . 50 grammes.
Macération pancréatique. . . . . . . 1 cent. cube.

On a les mêmes résultats que dans l'essai précédent et, dans les deux cas, il faut trois centimètres cubes des liquides filtrés pour réduire complètement dix centimètres cubes de liqueur de Fehling.

3° Ferment lipasique.

Les essais ont été pratiqués en se conformant aux indications publiées par M. Hanriot. J'ai fait agir un centimètre cube de la macération au dixième sur 10 centimètres cubes d'une solution de monobutyrine à 25 pour 10 000. Les chiffres du tableau suivant représentent les nombres de gouttes d'une solution de carbonate de soude pur à 5 pour 1000, nécessaires pour neutraliser l'acide butyrique mis en liberté. La même expérience a été faite par comparaison avec une solution de pancréatine préparée selon les instructions du Codex.

Macération de poudre de pancréas.

TEMPS	BUTYRINE seule	BUTYRINE et 1 cc. macér. au 1/10e
30 min.	2 gouttes	72 gouttes
60 —	2 —	80 —
90 —	2 —	80 —
120 —	2 —	90 —

Solution de pancréatine du Codex.

TEMPS	BUTYRINE seule	BUTYRINE et 1cc. solution au 1/10e
30 min.	2 gouttes	100 gouttes
60 —	2 —	104 —
— —	— —	— —
120 —	2 —	122 —

Ces divers essais montrent que la poudre pancréatique préparée entre 45° et 50° conserve son action sur les albumines, l'amidon et les graisses; ces trois propriétés sont, il est vrai, un peu moins intenses que pour la pancréatine. Peut-être ces divergences sont-elles attribuables à l'état de l'animal, qui peut être sacrifié à jeun ou en pleine digestion; or, pour mes expériences, le moment le plus favorable n'a pas été choisi, les animaux d'abattoir étant tués le plus souvent à jeun.

CONCLUSIONS

1° L'étude des anciens auteurs m'a permis de constater, à peu près à toutes les époques de l'histoire, l'emploi thérapeutique des organes animaux. Dès le moyen âge, on trouve d'une façon certaine, l'hypothèse qui servait d'idée directrice dans cette méthode, hypothèse qui ne différait pas sensiblement des théories de Brown-Séquard sur les fonctions des glandes à sécrétions internes et leurs applications en médecine.

2° L'analyse chimique de chacun de ces tissus montre que la proportion d'azote total est assez comparable de l'un à l'autre; cependant une exception doit être faite pour le pancréas du porc, qui contient peu d'azote par suite de la forte quantité de matières grasses qu'il renferme; pour les autres, les chiffres varient dans des limites assez étroites (11,22 à 14,42). Une observation semblable peut s'appliquer à l'azote des matières albuminoïdes et à l'azote extractif.

Les éléments minéraux sont beaucoup plus variables d'un organe à l'autre, le chiffre le plus faible a été trouvé dans le corps thyroïde, où ils se trouvent constitués surtout par des phosphates. En outre, on note que le poids des sels est très rapproché de celui qui a été trouvé dans les tissus des mammifères, le bœuf et le veau en particulier.

Les matières organiques totales constituent les éléments les plus constants dans les organes étudiés.

Enfin, certaines glandes peuvent pour ainsi dire être caractérisées par un élément minéral qui leur est particulier ou qui s'y trouve en plus forte proportion que dans les autres tissus; tels sont l'iode découvert dans le corps thyroïde par Baumann, le fer qui entre dans la composition de tous les organes, mais surtout dans le foie et la rate, où il est plus abondant.

3° Je n'ai pas trouvé dans ces mêmes organes de véritables oxydases, ou si ces agents existent, ils s'y trouvent en très petite quantité et presque complètement dépourvus d'activité. Par contre, j'ai caractérisé partout des anaeroxydases, pouvant produire des oxydations en présence de l'eau oxygénée. Elles ont été décelées grâce à certains réactifs capables de donner sous leur influence des liqueurs ou des précipités colorés. Je me suis assuré que ces réactions oxydantes ne sont pas le fait de l'oxygène mis en liberté, elles sont plutôt dues à l'action simultanée du ferment et du bioxyde d'hydrogène; l'un ne pouvant agir sans le secours de l'autre.

Je crois avoir établi aussi parmi ces anaeroxydases une distinction capitale entre celles qui peuvent simplement décomposer l'eau oxygénée et celles qui sont capables non seulement de produire la même catalysation, mais aussi et simultanément certaines oxydations. Dans le même ordre d'idées, j'ai développé une série de recherches tendant à expliquer les causes qui président à la génèse de la coloration rouge des capsules surrénales exposées au contact de l'air.

Toutes ces substances possèdent les mêmes propriétés que les oxydases, elles sont solubles dans l'eau, précipitables par l'alcool, non dialysables et destructibles par la chaleur.

De plus, leur constitution chimique, en particulier la présence du fer dans leur molécule, les rapproche singulièrement des nucléo-albumines ferrugineuses.

4° Les principales formes médicamenteuses que peuvent revêtir les tissus glandulaires sont les poudres totales, les extraits aqueux, chlorurés faibles et même les sirops.

J'ai montré que les extraits aqueux pouvaient être avantageusement préparés au moyen de la congélation, cette méthode permettant d'obtenir une concentration rapide des liquides ainsi que leur conservation parfaite.

Enfin, l'examen chimique et la recherche des propriétés fermentaires permettront de faire l'essai et la diagnose de tous ces produits organiques.

TABLE ALPHABÉTIQUE DES AUTEURS CONSULTÉS.

(PARTIE HISTORIQUE.)

Albert le Grand. — *Traité de l'alchimie. Le grand miroir de l'alchimie. Traité sur les minéraux. De la composition des pierres* (édition de Jammi, Lyon, 1651).

Alexandre de Tralles. — *Medici libri duodecim. In medicæ artis principes* (Paris, 1567).

Alibert. — *Thérapeutique et matière médicale* (Paris, 1804).

Bauderon. — *La Pharmacopée*, revue et exactement corrigée (Lyon, 1588).

Bouchardat. — *Formulaire* (édition 1862).

Brunet. — *La médication organothérapique* (*Archives cliniques* de Bordeaux, 1898).

Cabanès (D^r^). — Le roi Mithridate inventeur de la Sérumthérapie; *Revue des Revues*, 1er oct. 1899.

Cap. — Fragments pour servir à l'histoire de la Pharmacie (*Journal de Pharmacie et de Chimie*, de 1842 à 1870).

Celse. — *De re medica.* Texte latin d'après l'édition de Léonard Targa avec les titres de l'édition de Haller. Traduction française de Ninnin (Paris, 1838).

Champier (S.). — *Myrouel des Appothicaires et Pharmacopoles*, nouvelle édition revue, corrigée et annotée par le Dr P. Dorveaux (Paris, 1895).

Codex medicamentarius seu pharmacopœa parisiensis (1732).

Constantin l'Africain. — *De animalibus liber* (Bâle, 1560).

Cuba (Jean de). — *Ortus Sanitatis*, translaté de latin en français, imprimé à Paris par Antoine Verard (vers 1501).

Daremberg. — *Histoire des Sciences médicales*, 2 vol. (Paris, 1870).

Dioscoride. — *De medicinali materia libri sex*, Joanne Ruellio Guessioneusi interprete (Marpurgi, 1543).

Dorvault. — *L'Officine* ou *Répertoire général de Pharmacie pratique* (11e édition, Paris, 1886).

Dr P. Dorveaux. — *L'Antidotaire Nicolas.* Deux traductions françaises de l'*Antidotarium Nicolaï*, d'après les manuscrits français 25327 et 14827 de la Bibl. nat. (Paris, 1896).

J. Du Chesne. — *La Pharmacopée des dogmatiques, réformée et enrichie de plusieurs remèdes excellents, choisis et tirez de l'art spagyrique*, par Du Chesne, sieur de la Violette, conseiller et médecin du Roy (Paris, 1624).

Dusseau. — *Enchirid ou manipul des Miropoles*, sommairement traduit et commenté suivant le texte latin, par Michel Dusseau, apothicaire, jadis garde-juré de l'Apothicairerie de Paris : pour les inérudits et tyrocles dudit estat, en forme de théorique (Paris, 1561).

Galien. — *Galeni Opera*, 8 vol. in-folio réunis en 4 vol. (Bâle, 1549).

Geoffroy. — *Matière médicale*, traduite par Baquier et Arnaud de Nobleville (Paris, 1756).

Gilbert. — *La Pharmacie à travers les siècles* (Toulouse, 1892).

Helvétius. — *Traité des maladies les plus fréquentes et des remèdes propres à les guérir* (1722).

Hippocrate. — *Œuvres complètes*, publiées par Anucius Fœsius (édition de Genève, 1657).

Ibn-el-Beïthar. — *Traité des simples*; traduit de l'arabe par le Dr L. Leclerc (Paris, 1877-1883, t. XXIII, XXV, XXVI, des notices et extraits de la Bibl. nationale).

D. Leclerc. — *Histoire de la médecine* (la Haye, 1729).

L. Leclerc. — *Histoire de la médecine arabe* (Paris, 1876).

N. Lémery. — *Pharmacopée universelle* (1re éd., Paris, 1697).

N. Lémery. — *Dictionnaire universel des Drogues simples* (1re éd., Paris, 1698).

Matthiole. — *Les Commentaires* de P. André Matthioli, médecin senois, sur la matière médicinale de Pedace Dioscoride Anazarbeen (trad. fr., Lyon, 1581).

Mésué. — *Opera* (Lyon, 1568).

Nicolas Myrepsus. — *Nicolai Alexandrini liber de compositione medicamentorum* (Ingolstadt, 1541).

Nicolas Præpositus. — *Antidotarium Nicolai* (Venise, 1471).

Nicolas Præpositus. — *Dispensarium Nicolai Præpositi ad aromatarios infinitis pene mendis diligentissime repurgatum.* Cui accedit Platearius vulgo circa instans nuncupatus de simplici medicina eadem diligentia correctus (Lyon, 1505).

Oribase. — Traduction Bussemaker et Daremberg, 6 vol. (1851-1876).

Paracelse. — *Opera omnia* (Genève, 1658).

Paul d'Egine. — *Opus de re medica. In medicæ artis principes* (Paris, 1567).

Pline. — *Histoire naturelle*; trad. du Pinet (Lyon, 1562).

Pomet. — *Histoire générale des Drogues simples et composées*, par le sieur Pomet, marchand épicier (édition revue et corrigée par son fils. Paris, 1735).

De Rebecque. — *Le médecin françois charitab'e qui donne les signes et la curation des maladies internes qui attaquent le corps humain* (Genève, 1683).

J. de Renou. — *Dispensatorium* (Lyon, 1608).

Schröder. — *Pharmacopée* commentée par Ettmüller (Lyon, 1698).

Sextus Placitus Papyriensis. — *De medicamentis animalibus* (Nuremberg, 1538).

J. Sylvius. — *La Pharmacopée*, qui est la manière de bien choisir et préparer les simples et de bien faire les compositions des parties en trois livres, par Jacques Sylvius, faite françoise par André Caille, docteur-médecin (Paris, 1574).

Spielmann. — *Pharmacopœa generalis*, edita a D. Jacobo Reinboldo Spielmann (Argentorati, 1784).

Van Helmont. — *Chimie appliquée à la médecine et à la physique* (Amsterdam, 1652).

Vittet. — *Pharmacopée de Lyon ou exposition méthodique des médicaments simples et composés* (Lyon, 1778).

TABLE CHRONOLOGIQUE DES AUTEURS CONSULTÉS OU CITÉS.

(PARTIE HISTORIQUE.)

Date	Auteur
460 ans avant J.-C.	Hippocrate.
360 —	École d'Alexandrie.
305 à 280 —	Érasistrate.
290 à 260 —	Sérapion (École d'Alexandrie).
150 à 120 —	Nicandre.
40 —	Celse.
Ier siècle après J.-C.	Dioscoride.
— —	Xénocrate.
— —	Pline.
IIe — —	Galien.
IVe — —	Oribase.
IVe — —	Sextus Placitus Papyriensis.
Ve — —	Paul d'Égine.
VIe — —	Alexandre de Tralles.
VIIIe — —	Jean, fils de Mésué, ou Mésué le Vieux.
Xe — —	Avicenne.
Xe — —	Mésué le Jeune.
Xe — —	Abulcasis.
XIe — —	Constantin l'Africain.
XIIe — —	Ibn-el-Beïthar.
XIIe — —	Nicolas Præpositus.
XIIIe — —	Nicolas Myrepsus.
— 1250 —	Platearius.
— 1280 —	Albert le Grand.
XVe 1491 —	Jean de Cuba.
XVIe 1527 —	Paracelse.
— 1533 —	Symphorien Champier.
— 1561 —	Dusseau.
— 1574 —	J. Sylvius.
— 1581 —	Matthiole.
— 1588 —	Bauderon.
XVIIe 1608 —	J. de Renou.
— 1624 —	Du Chesne (Quercetan).
— 1644 —	Van Helmont.
— 1683 —	de Rebecque.

XVIIe 1697 — ..... N. Lémery.
— 1698 — ..... Schröder.
XVIIIe 1722 — ..... Helvétius.
— 1729 — ..... D. Leclerc.
— 1732 — ..... Codex.
— 1735 — ..... Pomet.
— 1756 — ..... Geoffroy.
— 1778 — ..... Pharmacopée de Lyon.
— 1783 — ..... Pharmacopée de Spielmann.
XIXe 1804 — ..... Alibert.
— 1842-1870 — ..... Cap.
— 1862 — ..... Bouchardat.
— 1876 — ..... Dr L. Leclerc.
— 1886 — ..... Dorvault.
— 1892 — ..... Gilbert.
— 1896 — ..... Dr Dorveaux.
— 1898 — ..... Dr Brunet.
— 1899 — ..... Dr Cabanès.

INDEX BIBLIOGRAPHIQUE

CHIMIE — FERMENTS — PHARMACOLOGIE.

Abelous. — Matières réductrices dans les organes; *Archives de physiol.*, p. 1, 1897.

Abelous et Biarnès. — Existence d'une oxydase chez l'écrevisse; *Soc. de biologie*, p. 173, 1897.

— — Oxydase des crustacés, *Soc. de biologie*, p. 249, 1897.

— — Existence d'une oxydase chez les mammifères; *Soc. de biologie*, p. 285, 1897.

— — Nouvelles expériences sur l'oxydase des mammifères; *Soc. de biologie*, p. 493, 1897.

— — Existence chez les mammifères de globulines possédant les propriétés des ferments solubles oxydants; *Soc. de biologie*, p. 576, 1897.

Abelous et Gérard. — Sur la présence dans l'organisme animal d'un ferment soluble réduisant les nitrates; *Journ. de Pharm. et de Ch.*, t. X, pp. 103 et 169, 1899.

Adrian. — Étude historique sur les extraits pharmaceutiques, 1889.

Arthus. — Nature des Enymes; *Thèse de doct. en méd.*, Paris, 1896.

Auscher et Lapicque. — Hydrate ferrique dans l'organisme; *Archives de physiol.*, 1899.

Bach. — Sur le rôle des peroxydes dans les oxydations lentes; *Journ. Soc. phys. chim.*, R., t. 27, 1897, et *Soc. chim.*, t. XX, 1898.

Baumann. — Ueber das normale Vorkommen von Iod im Thierkörper (Sur la présence normale de l'iode dans l'organisme animal); *Zeitsch. f. physiol. Ch.*, XXI, p. 319, 1895, et *Journ. de Pharm. et Ch.*, t. III, p. 351, 1896.

Baumann et Roos. — Darstellung des Thyroïodins (Préparation de la thyroïodine); *Zeitsch. f. physiol. Chemie*, XXI, p. 481, 1896, et *Journ. de Pharm. et Ch.*, t. IV, p. 114-1896.

— — Ueber die Bestimmung des Iods in der Schildrüse (Sur le dosage de l'iode dans la glande thyroïde); *Zeitsch. f. physiol. Chemie*, t. XXI, p. 489, 1896, et *Journ. de Pharm. et Ch.*, t. IV, p. 116, 1896.

— — Ueber den Iodgehalt der Hammelschildrüsen (Sur la teneur en iode des glandes thyroïdes de l'homme et des animaux); *Zeitsch f. physiol. Ch.*, t. XXI, p. 491, 1896, et *Journ. de Pharm. et Ch.*, t. IV, p. 117, 1896.

Bertrand. — Sur l'intervention du manganèse dans les oxydations provoquées par la laccase; *Bull. Soc. chim.*, t. XVII, p. 619, 1896.

— Sur le pouvoir oxydant des sels manganeux et sur la constitution chimique de la laccase; *Bull. Soc. chim.*, t. XVII, p. 753, 1897.

Bibra. — Chem. Fragmente über der Leber, 1849, d'après l'*Encyclopédie chimique*, t. IX, p. 665, 1893.

Bourquelot. — Nouvelles recherches sur le ferment oxydant des champignons; *Journ. de Pharm. et Ch.*, t. IV, pp. 145-241-440, 1896, et t. V, p. 8, 1897.

— Remarques sur les matières oxydantes que l'on peut rencontrer chez les êtres vivants; *Journ. de Pharm. et Ch.*, t. V, p. 465, 1897.

Bourquelot et Hérissey. — Sur la présence d'un ferment soluble protéo-hydrolytique dans les champignons; *Journ. de Pharm. et Ch.*, t. VIII, p. 448, 1898.

Catillon. — De l'iodo-thyroïdine et des préparations à base de corps thyroïde; *Soc. thérap.* séance du 24 fév. 1897.

Choay. — Sur l'activité des pancréatines; *Journ. de Pharm. et Ch.*, t. VII, p. 418, 1898.

Drechsel. — Étude sur la glande thyroïde; *Centr. für Physiol.*, t. IX, p. 705.

Encyclopédie, t. IX. Chimie des liquides et des tissus de l'organisme. Lambling.

Fraenkel. — Ueber die wirksamen Stoffe der Schildrüse (Sur les substances actives de la glande thyroïde); *Wiener Klin. Rundschau* et *Journ. de Pharm. et Ch.*, t. III, p. 349, 1896.

Frerichs et Stœdeler. — D'après l'*Encycl. ch.*, t. IV, p. 694.

Fürth. — Zur Kenntniss der brenzcatechinähnlichen Substanz in der Nebennieren (Sur la connaissance d'une substance semblable à la pyrocatéchine dans les capsules surrénales); *Zeitsch. f. physiol. Ch.*, 24, p. 142, 1897, et 26, p. 15, 1898.

A. Gautier. — *Chimie biologique*, 1897.

Gilbert, Carnot et Choay. — Préparations des extraits hépatiques; *Soc. biol.*, p. 1028, 1897.

Gilbert et Carnot. — L'opothérapie. Traitement de certaines maladies par les extraits d'organes animaux; *Œuvre médico-chirurgical*, 1898.

Gley. — Présence de l'iode dans les glandes parathyroïdes; *Ac. d. Sc.*, CXXV, août 1897.

Gorup-Besanez. — *Chimie physiologique*, trad. fr.

Gottwalt. — Composition du tissu rénal; d'après l'*Encyclopédie chim.*, t. IX (Dr Garnier).

Guillemonat. — Teneur en fer du foie et de la rate; *thèse de doct. en méd.*, Paris, 1896.

Hanriot. — Sur un nouveau ferment du sang; *Ac. d. Sc.*, t. CXXIII, 1896.

Holm. — Sur le chromogène des capsules surrénales; *Journ. f. prakt. Chemie*, t. C, p. 150, et *Journ. de Pharm. et Ch.*, 1867.

Hugounenq. — *Précis de Chimie physiologique et pathologique*, 1897.

Jacobson. — Untersuchungen über lösliche Fermente (Recherches sur les ferments solubles); *Zeitsch. physiol. Ch.*, 16, 1892.

Livon. — Sécrétions internes, glandes hypertensives et hypotensives; *Bull. Soc. de biologie*, pp. 98 et 135, 1898.

Mac-Munn. — On the Spectrum of the Suprarenal bodies (Sur le spectre des matières colorantes des capsules surrénales); *Journ. of physiol.*, t. V, p. 24-27, et *Maly's Jaresb.*, t. XV, pp. 327-328, 1885.

Notkin. — Ein Eiweisskörper aus der Schildrüse (Sur une matière albuminoïde de la glande thyroïde); *Pharm. Z. f. Russland*, XXXIV, 1895, et *Journ. de Pharm. et Ch.*, t. III, p. 348, 1896.

Oidtmann. — Détermination des éléments inorganiques du foie, 1858; d'après l'*Encyclopédie.*

Oswald. — Ueber den Iodgehalt der Schildrüsen (Sur la teneur en iode des glandes thyroïdes); *Zeitsch. physiol. Ch.*, XXIII, p. 265, 1897, et *Journ. de Pharm. et Ch.*, 1897.

Portier. — Recherches sur les oxydases dans la série animale; *Thèse de doct. en méd.*, Paris, 1898.

Richardson. — Action de la lumière pour empêcher la putréfaction et amener la formation d'eau oxygénée dans les liquides organiques; *Chem. Soc.*, t. 63, pp. 1109-1130, 1895.

Röhmann et Spitzer. — Sur la présence de matières oxydantes dans les tissus animaux; *D. ch. G.*, t. 28, p. 567, et *Bulletin Soc. Ch.*, 14, 1534, 1895.

Ed. Schaer. — Die neuere Entwicklung der Schönbein'schen Untersuchungen über Oxydationsfermente (Sur la nouvelle évolution des recherches de Schönbein sur les ferments oxydants); *Zeitsch. f. Biologie.*, 1899.

Schönbein. — Sur les états allotropiques de l'oxygène, *Journ. f. prakt. Chimie*, t. LXXXVI, p. 70, 1862, et *Journ. de Pharm. et Ch.*, XLII, 269.

— De la catalyse dans le règne organique, *Journ. f. prakt. Ch.*, t. LXXXIX, pp. 22 et 323, 1863, et *Journ. de Pharm. et Ch.*, XLIV, 353.

— Sur l'hydrogène bisulfuré, nouveau réactif de l'eau oxygénée et des nitrites, *Journ. f. prakt. Ch.*, t. XCII, p. 145, 1864, et *Journ. de Pharm. et Ch.*, XLVI, 311.

— Sur la présence de l'eau oxygénée dans l'organisme de l'homme; *Journ. f. prakt. Ch.*, t. XCII, p. 168, 1864, et *Journ. de Pharm. et Ch.*, XLVI, 313.

Spitzer. — Die Bedeutung gewisser Nucleoproteïde für die oxydative Leistung der Zelle (Sur le rôle des nucléoprotéides dans la fonction oxydante de la cellule); *Pflüger's Arch. et Maly's Jaresb.*, p. 534, 1898.

Tambach. — Zur Chemie des Iods in der Schildrüse (Sur la chimie de l'iode dans la glande thyroïde); *Zeitsch. f. biol.*, t. 36, p. 549, 1898.

Virchow. — Sur le chromogène des capsules surrénales; *Arch. f. path. Anat.*, t. XII, p. 481, d'après l'*Encyclopédie Ch.*, t. IX (Lambling).

Vulpian. — Sur la présence de la pyrocatéchine dans les capsules surrénales; *Gazette méd. de Paris*, 1856, et *Encycl. chimique*, t. IX.

Wolkow et Baumann. — Ueber das Wesen der Alkaptonurie (Sur l'alcaptonurie); *Zeitsch. f. physiol. Chemie*, XV, p. 228, 1891.

TABLE DES MATIÈRES

Coulommiers. — Imp. PAUL BRODARD. — 1150-99.

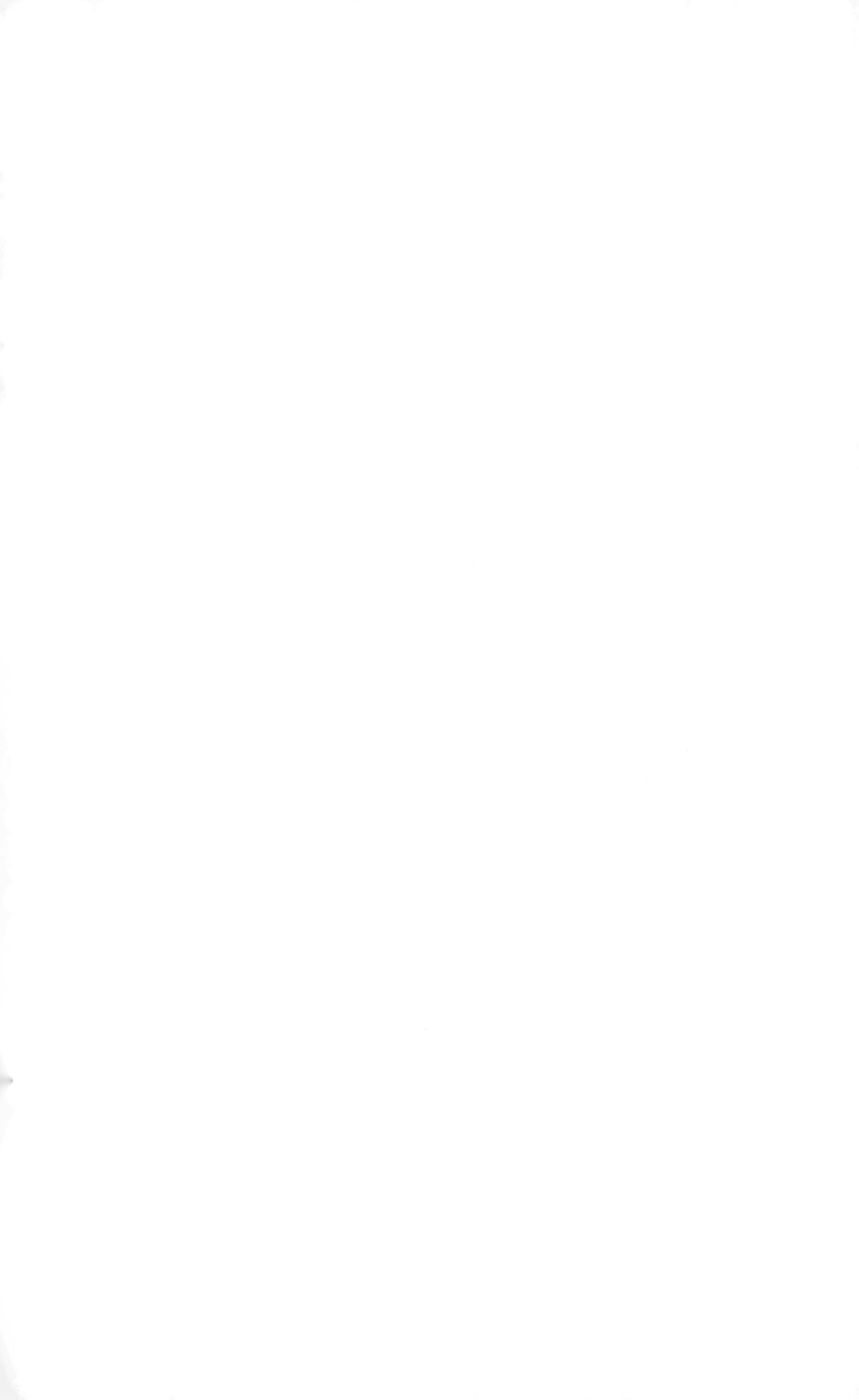

www.ingramcontent.com/pod-product-compliance
Ingram Content Group UK Ltd.
Pitfield, Milton Keynes, MK11 3LW, UK
UKHW020238220726
13923UKWH00002B/728

9 782019 286460